感染症の専門家が教える

新型コロナワクチンを打つ前に知ってほしい大切なこと

横浜市立大学名誉教授
奥田研爾 Kenji Okuda

現代書林

はじめに

新型コロナウイルスの感染者が日本で発生してから1年以上が経つ。政府はＰＣＲ検査を抑制するなど、「感染者を見つけて、隔離する」という感染症対策の基本に反した政策を取ったため、第1波が起こり、緊急事態宣言を発出するという事態となった。経済も大打撃を受けた。その後も、ＧｏＴｏトラベル事業を推進するなど、感染症対策の基本を無視した政策により、第2波、第3波が押し寄せることとなった。

私は大学院を修了後、すぐアメリカのハーバード大学、メイヨークリニックなどで感染症の研究を行い、その後も世界に出現してくる病原体をワクチンで撲滅しようという志を持って研究を続けてきた。大学定年後も少しでも多くの患者さんと向き合い、医師として治療を行って世の役に立ちたいと思い、クリニックを開いて、毎年1万人ほどの患者さんを診ながら、「ワクチン研究所」も併設して、細々ながら以前の研究仲間とともにワクチンの研究を続けている。現在は開業医として、国内のワクチン医療政策のさまざまな欠点もつぶさに経験している。

私は2020年の第2波が起こる頃、日本政府の対応のあまりの拙さに、40年にわたってワクチン研究を続けてきた感染症の専門家として緊急提言をすべく、『新型コロナウイルス終息へのシナリオ』を出版した。昨年の東京オリンピック・パラリンピック大会を延期する1年前から『この「感染症」が人類を滅ぼす』で国内での開催は中止になるかもしれないと予言してきた。読者から多くの反響があり、テレビ局などから出演依頼などもあった。しかし、新型コロナウイルス感染症の早期終息を願う私の思いとは裏腹に、東京の飲食街などを中心に十分な感染者の検出もせず、また感染汚染地域の隔離もせず、ＧｏＴｏトラベルなどを続け、2020年秋から大きな第3波が起きてしまった。そして、湧き上がってきたのがワクチン待望論だった。

当初はワクチン開発には時間がかかると思われていたが、世界各国では「ワープ・スピード」と評される驚異的なスピードと数兆円のお金で開発が進んだ。新型コロナウイルスはエイズのＨＩＶウイルスなどに比べて変異が少なく、ワクチンは比較的簡単に作製できる。

いかに早く第Ⅲ相試験と呼ばれる大規模な臨床試験まで行って、有効性や安全性を確認できるかが勝負であった。世界中で猛烈なワクチン開発競争が起きたが、私は豊富な資金力があり、大規模で安全性の高い工場があり、大量生産が可能な海外の製薬企業グループが、新型コロナウイルスを制圧するために最もよいワクチンを開発するだろうともちろん予測していた。

従来は発育鶏卵など生きた細胞でウイルスを培養して、弱毒化したり無毒化したりしてワクチンを作製していたが、まったく新しい方法で作製されるワクチンも開発競争に加わった。アメリカのファイザー社やモデルナ社が開発したメッセンジャーRNA（mRNA）ワクチンやイギリスのアストラゼネカ社が開発したウイルスベクターワクチンなどだ。

とくにmRNAワクチンは、ウイルスの遺伝子情報を基に、mRNAという遺伝情報物質を人工的に作って体内に投与する画期的な方法であった。mRNAの遺伝子情報によりウイルスのタンパク質（抗原）が体内で作られ、それに対応する抗体などが作られることで非常に強い免疫が得られる。投与されるmRNAは、病原体ではなく単なる遺伝情報なので、接種した人が感染する恐れがまったくない。ウイルスを培養する必要がなく、短期間にワクチンを大量製造できる。今までヒトへの投与実績がなかったが、理論的にすばらしいワクチンで、これだけ短期間に実現できたのは歴史的な快挙といってよいと思う。今後のワクチン作製法の発展に大きく寄与するものだろう。

また、ウイルスベクターワクチンは、人に対して病原性のないウイルス（動物の風邪のウイルスなど）に新型コロナウイルスのタンパク質（抗原）の遺伝情報を組み込んで、ベクター（運び屋）として体内に投与する方法だ。一部の感染症では使用実績があり、有効性も確かめられていた。

従来の方法で作製するワクチンも含め、さまざまなタイプのワクチンが猛スピードで開発された。そのなかで、先頭で大規模な臨床試験にたどりついたのがファイザー社とモデルナ社が開発したmRNAワクチンであり、次にアストラゼネカ社が開発したウイルスベクターワクチンであった。

ファイザー社やモデルナ社が開発したmRNAワクチンは、第Ⅲ相試験で90〜95％以上の有効性を示した。

しかし、ワクチンは異物を体内に入れる仕組みなので、時としては副反応が出ることがある。新型コロナウイルスのワクチンでも、ワクチンの種類により、発熱、発疹、局部の疼痛、倦怠感などの症状が出ることがあることもわかっていた。現在のところ、ファイザー社やモデルナ社のワクチンは、1億人以上投与して非常に効果が強いため、アナフィラキシー症状という副反応がインフルエンザに比べ少し高い比率（100万人に10人ほど）で生じることが判明しているが、局部疼痛、倦怠感、頭痛などは1～2日続くが、すぐに消失する。その他の重症な副反応はほとんど報告されていない。アナフィラキシー症状は、医師がすぐに薬剤を投与することで治まる。

欧米では2020年12月から2021年1月にかけて、ファイザー社やモデルナ社、アストラゼネカ社のワクチンの接種を開始。日本では2021年2月からファイザー社のワクチンの接種を医療従事者対象に始めたが、配給が遅すぎである。今後は高齢者、基礎疾患のある人、高齢者施設で働く人、それから一般の人という順番で接種が実施される予定だ。できる限り早めてほしいと我々の現場では切望している。

今回の新型コロナウイルスワクチンは強制ではなく、希望者のみの任意の接種である。2021年2月に行われたNHKの世論調査によると、「接種したい」と回答した人が60%で、「接種したくない」と回答した人が30%にのぼったという。他のいくつかの世論調査を見ると、ワクチンの副反応を懸念する人が多く、様子を見てから決めようとしている人が少なくない。「安全性が確かめられてから慎重に決める」と発言している感染症の専門家である大学教授も数人いるが、今回は当たっていないと思う。

新型コロナウイルス感染症の拡大を食い止めて終息に向かわせるには、「ワクチンをいかに早く、いかに多くの人が打つか」にかかっている。すでに世界中で2億人以上がワクチンを打っている現状において、安全性はほぼ想定内であり、ワクチン接種をすべきである。もちろん、数年後の安全性までは今はわかっていない。数年後に、今より安全性の高いワクチンができるかもしれない。しかし、それを待っていては現在広がっている感染症を抑え込むことはできない。より安全なワクチンができるまでに、感染者は増加し、死者がどんどん増えてしまうだろう。経済もますます回らなくなってしまう。今、できるだけ多くの人が90%以上有効なワクチンを打たなければ意味がないのではないだろうか。

ワクチンは今までさまざまな感染症を抑え込んできた歴史がある。ワクチンは自分が感染症にかかるのを防ぐとともに、自分が属する集団（家庭や地域社会、職場など）全体の感染を防ぐことができる。いわゆる集団免疫だ。集団免疫を作るには、一人でも多くの人がワクチンを接種する必要がある。「副反応が怖い」という漠然としたイメージだけで、接種をためらう人が多いことに私は危機感を覚える。

一人ひとりがワクチンとは何かを正しく理解し、副反応のリスクも知ったうえで、ワクチンを接種するメリットとデメリットを考えて判断してほしいと思っている。mRNAワクチンは、アナフィラキシー症状などアレルギー反応がある人以外、ほとんどの人はメリットのほうがはるかに大きいはずである。

一人でも多くの人に、ワクチンとは何かを正しく知っていただきたいと考え、本書を緊急出版することにした。第1章では日本政府の新型コロナウイルス感染症対策の拙さを指摘し、ワクチンが感染拡大を止める切り札であることを説明する。第2章では免疫について、第3章ではワクチンの基礎的な仕組みについて、図表も用いてできるだけわかりやすく書いたつもりだ。そして、第4章ではmRNAワクチンをはじめ、新型コロナウイルスワクチンとして開発されたワクチンそれぞれについて詳しく説明した。第5章では副反応に対する考え方をまとめたほか、ワクチン三流国となってしまった日本が将来に向けて改善すべき点についても指摘した。なお、本書には難解な箇所があり、そういった箇所は読み飛ばしてくださって構わない。

本書が新型コロナウイルス感染症の終息に少しでも役に立てれば幸いである。

2021年3月

横浜市立大学名誉教授　**奥田 研爾**

Contents

目次

第3章◉ワクチンとは何か

Contents

〈コラム〉

第 1 章

ワクチンは新型コロナウイルス感染症を終息させる希望の光

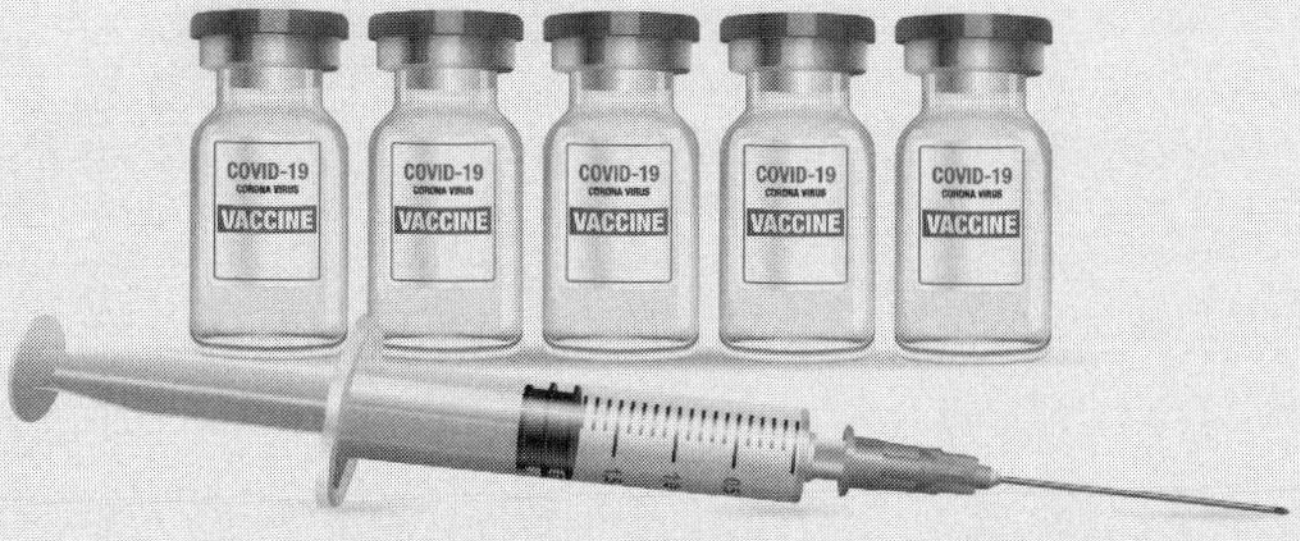

新型コロナウイルス感染者は世界で1億人を突破

新型コロナウイルス感染症のパンデミックの発端は、2019年12月に中国・湖北省武漢市で発生した原因不明の肺炎であった。やがて新型コロナウイルスが検出され、新しい感染症として世界中に拡大していった。日本でも2020年1月に感染者が発生し、2月には横浜港に入港したクルーズ船「ダイヤモンド・プリンセス号」で集団感染が起きた。日本政府の「ダイヤモンド・プリンセス号」への対応の拙さは、目を覆うばかりであった。

その後、国内の感染者は増加を続け、4月には1回目の緊急事態宣言が発出された。4月30日には感染者数の累計は約1万4000人（厚生労働省発表、以下同）に。およそ1か月半にわたる自粛生活が続き、感染者数が落ち着いて5月には緊急事態宣言は解除された。しかし、再び7月から感染者数は急増。GoToトラベル事業も始まり、8月上旬をピークとする第2波が生じた。8月15日には感染者の累計は約5万4000人となり、死亡者も1000人を超えた。

図1　新型コロナウイルス感染陽性者数の発生状況

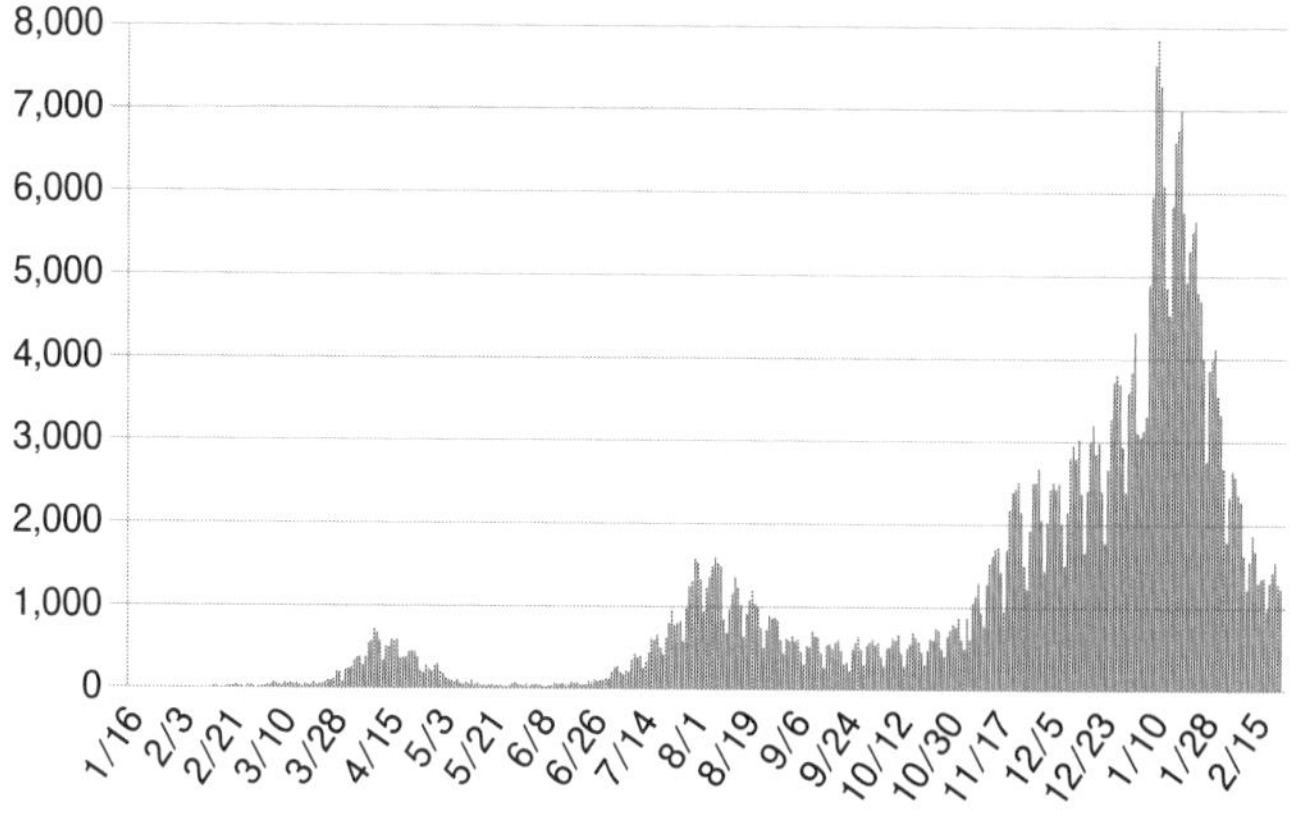

出典：厚労省「新型コロナ国内の発生状況など」より転載

やがて第２波が緩やかに減少に転じたものの、11月に入ると感染者は急増して第３波を迎える。12月31日現在の感染者累計は約23万人にのぼり、１日の新規感染者数が初めて１０００人を超えた。２０２１年１月に入ると、新規感染者が３日連続で１日２０００人を上回る事態となり、11都道府県を対象に２回目の緊急事態宣言が発出された。

２０２１年２月１日現在、感染者の累計は約39万人で、死亡者は５７２２人となっている（**図1**）。

世界に目を向けてみても、感染の拡大

は続いている。アメリカのジョンズ・ホプキンス大学の集計によると、2021年1月27日には新型コロナウイルスの感染者が世界で累計1億人を超えた。2020年6月に1000万人を超え、11月に5000万人を超えたのだが、その後、わずか2か月半で倍増してしまった。一番感染者が多いのはアメリカで約2538万人、次いでインドの約1067万人、3番目がブラジルの約887万人だ。先進国を中心にワクチンの接種が始まっているが、ワクチンの製造量がまだ少ないこともあり、感染拡大に歯止めがかかっていなかったが、2月に入り、少し減少傾向が見られてきている。ワクチンのせいもあると思うが、いくつか考えられる。

日本政府の愚策①

なぜPCR検査を拡充しないのか

感染症対策の基本は、「感染者を見つけて、隔離する」である。日本政府は新型コロナウイルス感染症への初動で、対応を誤ってしまったといわざるを得ない。「ダイヤモンド・

プリンセス号」への対処の失敗は、今日では誰が振り返ってみても明らかであろう。三密のクルーズ船に乗員、乗客を20日ほども閉じ込め、船内で感染を拡大させ、あげくにPCR検査も十分に行わず下船させてしまった。「感染者を見つけて、隔離する」という感染症対策の基本を怠ったのだ。「ダイヤモンド・プリンセス号」への対応の大失態については、前著『新型コロナウイルス終息へのシナリオ』で詳しく述べたので参照していただければ幸いである。

感染症対策の基本が「感染者を見つけて、隔離すること」であるならば、まず感染者を割り出さなければいけない。感染しているかどうかを調べるには、PCR検査・抗原キットによる検査などが必要である。ところが、政府はPCR検査の態勢が整っていないことを理由に、検査を重症化の恐れのある人、濃厚接触者に絞り込んでしまった。その結果、市中感染が起きることになった。PCR検査などを行えるのは保健所と衛生研究所のみにしてしまったことも、感染者の発見の遅れにつながった。厚生労働省や専門家会議は、一般の病院でもPCR検査を行えば、陽性者が増えて医療崩壊につながると主張した。また、オリンピック開催に向けて、当時の安倍首相や小池都知事は日本の感染者数を少なく見せたいという思惑があったのかもしれない。

しかし、無症状者が多い新型コロナウイルス感染症の場合、拡大を食い止めるためには感染しているかどうかを調べる検査がとくに重要である。検査が不足して無症状感染者を見落とすことが多くなれば、終息が難しくなるのは火を見るより明らかなことだ。

その後、さすがに政府も大学や医療機関などにもPCR検査に必要なノウハウや試薬を提供し、PCR検査を保険適用にした。ところが、保健所や地方衛生研究所の業務過多、検査実施に必要な防護服の不足などで、PCR検査待ちの人が大勢出てくることになった。

私も横浜市議会議員や医師会長などに積極的に検査を実施するよう提案した。2020年4月に横浜市ではドライブスルー方式の検査が行われるようになり、横浜市立大学の研修医などが担当してくれ、私も11月になって市内磯子区に検査拠点を立ち上げることができた。

しかし、第2波、第3波と事態は動き、感染者の増加に比べ、PCR検査の拡充は追い付いていない。人口1000人当たりの検査数がイギリスは8・1人、フランスは4・4人、アメリカが3・9人なのに、日本は0・5人にとどまっているという。一方、必ずしもPCR検査は必要でなく、抗原キットで10分以内で陽性か陰性かがすぐに診断ができるので、現在、我々開業医にとってコロナウイルスの検査は非常に楽になった。

2021年1月8日、ノーベル賞を受賞した本庶佑、山中伸弥、大村智、大隅良典の4氏が、新型コロナ対策について緊急声明を発表し、5つの提言を行っている。そのなかの一つが「PCR検査能力の大幅な拡充と無症候感染者の隔離」だ。テレビ番組にリモート出演した本庶氏は、次のように語った。

「少なくても〝感染しているかも〟と思ったら即座に検査を受けられる体制を作るべき。補助金をばらまくより、検査にお金を使うほうがコスト的にも社会的にも有効。無症候感染者で隔離すれば、彼らに宿泊先や食事を提供するホテル業界、飲食業界、生産者にもプラスになる。厚生労働省は無症候感染者が増えると医療崩壊になるという変な理屈を言っていたが、まったく理解できない。医学の教科書にも〝感染者を見つけて隔離するのが最もよい〟と書いてある。なぜ厚生労働省がやらないのか理解に苦しむ」

私は以前に同様のことを著書などで詳述した。ノーベル賞を受賞された先生方や感染症研究者ではなくても、医師ならば厚生労働省の理屈がおかしいことはわかるはずだ。

今、欧米では大量の検査を開始して、無症状感染者の発見に努めている。症状の始まる3日前より多くのコロナウイルスを感染者は出している。無料や低額で検査を受けられるようにし、多忙な人でも自宅で受けられる検査キットの使用許可も出している。それに引き換え、日本の厚生労働省は民間のPCR検査に対し「精度にバラつきがある」などと懐疑的な見解を述べ、検査態勢を積極的に拡充する気がないように見える。腹立たしい限りである。

なお、PCR検査やその他の抗原キットによる検査などの詳細については『新型コロナウイルス終息へのシナリオ』（主婦の友社）に詳しく書いたので、興味のある人は参照していただければと思う。

日本政府の愚策②

ＧｏＴｏトラベルはＧｏＴｏトラブルだ

感染症の歴史を振り返れば、人の移動と接触が感染を拡大した要因であることが歴然としている。

14世紀にヨーロッパで大流行した黒死病（ペスト）は、ネズミなどを宿主としてノミによって伝播され、ヒトへ感染する。一説によれば５０００万人もの死亡者が出たという。当時はモンゴル帝国によるユーラシア大陸の交易が活発で、ヒトや物の移動によってノミやネズミも移動していったと思われる。

19世紀から20世紀にかけてはコレラが7回も流行。コレラ菌を病原体とする経口感染症で、治療しなければ数時間で死亡してしまう強い病原性を持つ病気だ。１９１８年から１９１９年にかけてはスペイン風邪が全世界で流行した。死亡者数は５０００万人とも１億人とも推定されている。

コレラやスペイン風邪の大流行の背景には、18世紀の産業革命以降の社会の変化がある。蒸気機関車が発明され、ガソリン自動車も開発され、人々の移動距離は飛躍的に延びた。工業化の進展とともに多くの人々が狭い地域に密接して暮らす都市化も進んだ。さらに1914年から第一次世界大戦が起こり、ヨーロッパを主戦場に25か国が参戦して4年間戦争が繰り広げられた。軍隊やその周辺の労働者が活発に移動し、スペイン風邪流行の拡大を招いたとされる。

そして、20世紀半ばから飛行機による移動が一般化し、20世紀末には経済のグローバル化が進んだ。国境を越えた人々の移動や国際貿易が飛躍的に増加したのだ。その結果、21世紀になると数年おきにパンデミックが生じた。2002年にSARS（重症急性呼吸器症候群）、2007年にジカ熱、2012年にMERS（中東呼吸器症候群）などが猛威をふるった。その他、多くの感染症の詳細は、以前『この「感染症」が人類を滅ぼす』（幻冬舎）で述べたので、参考にされたい。

「人の移動と接触が感染を拡大する要因になる」というのは、過去や現在の感染症学者たちが検証を積み重ねて導き出した定説である。

ところが、菅首相は「人の移動が感染につながるというエビデンス（科学的根拠）はない」と言って、ＧｏＴｏトラベル事業をスタートさせ、感染拡大しても中止しようとはしなかった。２０２０年12月にようやく一時停止が決定されたものの、第３次補正予算案にＧｏＴｏトラベル経費として１兆円以上が組み込まれている。

感染防止と経済を回すことを両立しなければいけないことは、私にもよく理解できる。ロックダウンなどをすれば、経済が甚大なダメージを受け、立ち直るのに何年もかかってしまうだろう。しかし、経済を回すための政策が、なぜ感染拡大する可能性が極めて高い全国のＧｏＴｏトラベルなのか理解に苦しむ。よりによって人の移動と接触をまた始めるのか、まったく信じられない思いだ。

ＰＣＲ検査拡充への無策、ＧｏＴｏトラベル推進など、日本政府の新型コロナウイルス感染症に対する政策は、首相をはじめ国会議員や官僚たちの感染症への無知、科学への軽視が招いた愚策としか思えない。

ちなみに、ＧｏＴｏトラベルと感染拡大との関係については、感染研や西浦京大教授らのチームなどの、初期のＧｏＴｏ事業が感染拡大に影響を及ぼした可能性があるという論文も出ている。

日本政府の愚策③

専門家会議、分科会には現場を知らない御用学者ばかり

２０２０年2月、政府は新型コロナウイルス感染症の対策について医学的見地から助言を行うとして専門家会議を発足させた。座長は国立感染症研究所所長、副座長はＷＨＯ（世界保健機構）で20年ほど西太平洋地域のポリオ根絶に取り組んできたという尾身茂氏で、他に公衆衛生学者、肺炎ウイルス学者などがメンバーとなっていた。しかし、日本ではアメリカのＣＤＣ（アメリカ疾病予防管理センター）のような、国内外で認められるようなトレーニングを受けた人がほとんどいない。国立感染症研究所の研究者をはじめ、それぞれ自分の研究に主力を注いでいるのが現状だ。そして、臨床経験が豊富な現場を知る医師

が少ないように私には思えた。

専門家会議が感染症対策の基本である「感染者を見つけて、隔離する」という政策を早期に提言し、実施するように求めなかったのには、そんな背景があるのだろう。しかし、それでは専門家会議を設置する意味がない。早期に海外からの入国を差し止め、PCR検査などを徹底していれば、その後の展開は違っていたはずである。

2020年7月、突如として専門家会議は廃止され、特別措置法に基づく「新型コロナウイルス感染症対策分科会」が設置された。分科会会長には尾身氏が就任。専門家会議から8人が横滑りし、保健所の代表や新聞社の役員などが新たに加わった。しかし、GoToトラベル事業に対しても「移動そのものが感染症を拡大するエビデンスはない」などとして、専門家の役割をまったく果たさず、世間からも「御用学者ばかり」と揶揄《やゆ》されるような存在となっていった。

アメリカでは、感染症の権威でアメリカ国立アレルギー感染症研究所所長のアンソニー・ファウチ博士が、2020年5月に上院委員会で「早急な経済再開が手の付けられない感染拡大の引き金になりかねない」と警告し、経済再開に前のめりなトランプ大統領と対立した。8月にはCDCが打ち出した「無症状なら検査は不要かもしれない」という指針に対してCNNテレビで懸念を表明するなど、政府の対策本部のメンバーながら政権におもねることなく、感染症学者としての正確な意見を堂々と述べている。

日本でも第3波を迎えたときには、さすがに分科会も「医療崩壊の危機にある」と発信していたが、余りにも遅きに失している。現場の声を聞き、政権に忖度することなく、感染拡大を抑えて医療崩壊が起きない手立てを早めに提言するのが、分科会の役割ではなかったのだろうか。今でも都の対策は大変不十分である。

拡大を食い止める切り札はワクチン

日本政府の対応の拙さから、新型コロナウイルスは第3波で感染者が大きく膨れ上がってしまった。新型コロナウイルス感染症の患者を受け入れられる病院には限りがあり、感染拡大に伴って病床は逼迫した。しかし、急にコロナ病床や感染症の治療に携われる医師、看護師を増やすことは不可能だ。

結局のところ、感染拡大を抑えることこそが、医療崩壊を防ぐことにつながり、経済を回すことにつながる。国民一人ひとりが三密を避け、外出時にマスクをして、ソーシャルディスタンスを心がけ、手指の衛生を保つなど、感染予防を心掛けることが大事だ。しかし、敵は目には見えないウイルスであり、いかに個人が予防を心がけても限度がある。そこで、感染拡大防止の切り札になると期待を集めているのがワクチンだ。

ワクチンとは、私たちの体に接種して、体内に入ってくる病原体と戦う免疫反応を生じさせるもののことだ。はしかや風疹のワクチン、結核に対するワクチンであるＢＣＧなど、皆さんにもおなじみであろう。

ワクチンを接種することで免疫が得られ、病原体が侵入したときに発症しなかったり、発症しても重症化したりしないという効果がある。免疫については第2章で、ワクチンについては第3章で詳しく述べるが、ここではワクチンの効果として個人免疫と集団免疫があることを説明しておきたい。

個人免疫と集団免疫

個人免疫は、ワクチンの接種を受けた人が発症しにくくなる、あるいは重症化しにくくなる、というメリットがある。ワクチンの有効率は100％ではないが、未接種の人よりもmRNAワクチンでは95％の割合で発症しにくくなる。

集団免疫とは、集団内に免疫を持つ人が多ければ、感染症が流行しにくくなる状態を指す。ワクチン接種をした人が増えて集団免疫を獲得できれば、ワクチンを打っても十分な免疫がつかなかった人やアナフィラキシー症状（P137参照）経験者などワクチンを打てない人なども感染しにくくなる。ワクチンには重症化を防ぐ効果があるので、感染免疫を持った人が盾となり、感染の伝播が起こらなくなる。したがって、集団内での死者数も当然減っていく。

ワクチンを打たなかった場合、発症して無症状のまま多くの人にうつしてしまうリスクがある。日本での新型コロナウイルスのワクチン接種は、16歳以下や医師が危険性が安全性を上回ると判断した妊婦は対象外になる。しかも現在、イギリスなどでもこれらの人にとって有効というデータも出つつある。ワクチンを打つ人が少なければ、子どもや妊婦への感染リスクを高めてしまうことにもなるだろう。

2020年にイギリスやスウェーデンがあえてロックダウンなどの予防措置を取らず、自然感染による集団免疫の獲得を目指す政策を実施した。しかし、両国ともに感染が急拡大し、方針を変更せざるを得なかった。初期対応の遅れによって、2021年2月現在で、イギリスでは累計で約11万人、スウェーデンでは約1万2000人の死者が出てしまっている。

やはり、集団免疫を獲得するには今のところワクチンしかないことが実証されたとのことである。

では、集団免疫を獲得するには、どの程度の人が感染免疫を持てばよいのか。その割合は、病原体の感染力や予防策をどの程度とっているかなど社会状況などによっても違ってくる。

現在のところ、ワクチンの効果がどれだけ続くのかも、新型コロナウイルスの感染症では接種が始まったばかりなので正確なところははっきりしない。

前述したアメリカのファウチ博士は、２０２０年には「60〜70％」という見方を示していたが、２０２１年2月にＣＮＮの番組で「正確な数値はわからないが、70％から90％の間のどこかだと思う」と訂正したと報道された。どんな根拠から70〜90％の間という数字が出てきたのか、詳しいことはわかっていない。

しかし、学術的にすべてが判明してからでは遅過ぎるのである。今までワクチンは多くの感染症に有効であった。天然痘はワクチンのおかげで地球上からなくなった。そして、多くの人がワクチンを打って集団免疫を獲得すれば、流行が治まることもわかっている。

できるだけ多くの人がワクチン接種することがいかに重要であるか。風疹のワクチンの例で説明しよう。風疹は妊婦が感染すると、先天性風疹症候群と呼ばれる障害のある子どもが生まれる可能性があり、妊娠前の女性にワクチン接種がすすめられていた。２０１８年や２０１９年に日本で風疹が流行したが、男性罹患者が圧倒的に多かった。１９７９年生まれ以前の男性は風疹ワクチンの定期接種を受けていなかったからだ。男性が罹患すると、周囲の女性に感染させる可能性が出てくる。風疹も新型コロナウイルス同様、発症しても無症状の場合があるからなおさらである。女性だけワクチンを受けても、先天性風疹症候群をなくすことはできない。そこで、厚生労働省は1962年4月2日〜1979年4月1日生まれの男性を対象に2021年度まで無料の風疹ワクチン接種を行っている。

新型コロナウイルス感染症の場合も、「できるだけ早く」「できるだけ多くの人」がワクチンを打つことが、感染拡大を防ぎ、新型コロナウイルスの流行を終息させることにつながると私は確信している。ワクチンを迅速に接種しつつ、PCR検査などを拡充し、感染者を見つけて隔離する政策を並行して行えば、終息は見えてくるはずである。

「ワクチンを打つか、打たないか」を、どう考えるべきか

2020年12月に成立した改正予防接種法により、新型コロナウイルスのワクチン接種を努力義務とした。任意接種なので強制力はない。費用は国が全額負担するが、ワクチン接種をするかしないかは、一人ひとりが決めることになる。

スイスのダボス会議の主催団体である「世界経済フォーラム」と民間の調査会社が、2020年10月に世界15か国約1万8000人余りを対象に、インターネットで新型コロナウイルスワクチンについての意識調査を行っている。

調査では「ワクチン接種に同意する」人は15か国平均で73％であった。同意しない理由としては、「副反応への懸念」が34％、「臨床試験の進行が速すぎる」が33％を占めていた。日本は同意する人が69％であり、同意しない理由は「副反応への懸念」が62％と他国に比べて多くなっていた。日本では副反応への警戒心が強いことがわかる。昔のワクチンで起きた副反応についての、マスコミのセンセーショナルな報道の影響が残っているのだろう。日本人はワクチン嫌いな人が先進国中3番目というデータもある。

副反応については第5章で詳しく述べるが、日本で2021年2月から接種開始されたアメリカのファイザー社のワクチンの場合、アナフィラキシー症状という深刻なアレルギー症状（P137参照）が出たのは100万人当たり11・1人と報告されている。イギリスの医薬品・医療製品規制庁（MHRA）は、2021年1月までにイギリス国内で行われた約740万接種でアナフィラキシーなど深刻なアレルギー症状が出たのは114件で、10万回に1～2回だったという。深刻な副反応が出るのは、稀なケースといえる。そして、アナフィラキシー症状については、薬剤で治療が可能である。

関西大学が2020年12月にインターネット調査を行って2500人から得た回答では、新型コロナウイルスワクチンを接種したい人は47・2%、接種したくない人は23・7%、どちらともいえないが25・6%、わからないが3・5%であった。また、「世間の多くの人たちがワクチン接種しているのならワクチン接種をする」という人が62・3%となっている。これらの調査結果を見ると、しばらく周囲の様子を見てから決めようと考えている人が多いようだ。

ワクチンを受けるか、受けないかを決めるとき、最も大事なことはメリットとデメリットのバランスだ。接種するメリットは、自らの発症を防ぎ、周囲へ感染を広げる心配がなくなる可能性が高いこと。デメリットは、稀な確率ではあるが深刻な副反応が起きる可能性を否定できないことだ。そして、ワクチン接種をしなかった場合のメリットは副反応の心配がないこと。今回のデメリットとしては、感染した場合に多くの死者が出ており、さらに重症化したり後遺症が出たりする可能性も多くあることだ。

メリットとデメリットは、一人ひとり違う。アナフィラキシー症状が出たことのある人はデメリットのほうが高くなる。基礎疾患のある人は、発症した場合に重症化したり、死に至る確率も高いので、接種のメリットのほうが大きくなる。

このように、ワクチン接種のメリット・デメリットは一人ひとり違うが、大部分の人にとってワクチン接種によるメリットが、今回はデメリットを大きく上回ると考えられる。感染しないよう自らを守るとともに、一緒に暮らす家族や地域社会の人々、職場の人たちを守ることにつながる。「副反応は恐ろしい」というイメージだけで接種をためらうのは、この感染症の恐ろしさを理解せず、あまりにも情緒的過ぎるのではないだろうか。

また、「周囲の人がやっているから」と何となくワクチンを受けるのではなく、ワクチンについて正しく理解し、リスクについても納得してから、積極的に接種する人が一人でも多く増えてほしいと願っている。そのために、本書を参考にしていただければ幸いである。

第2章

ワクチンを理解するために知ってほしい免疫の話

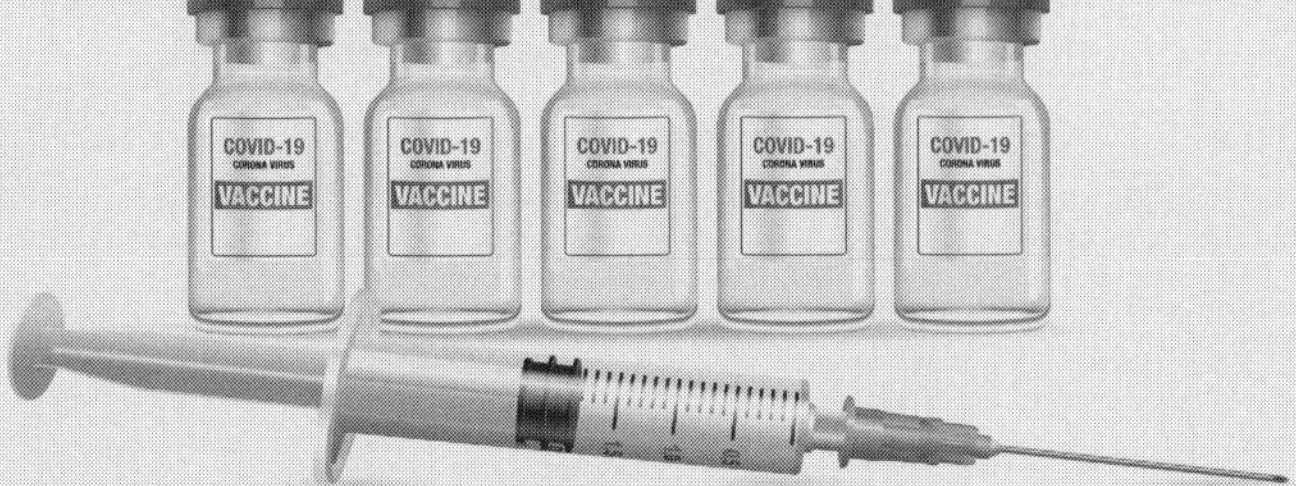

ワクチンを知るには、まず免疫を理解しよう

ワクチンは私たちの体が持つ免疫システムを利用したものだ。したがって、ワクチンを知るには免疫を理解することが前提となる。免疫というと、「なんだか難しそう」と敬遠する人が少なくない。

しかし、子どものときに種々の予防接種を受け、成人してからは毎年インフルエンザワクチンを接種している人も多いだろう。私たちにとってワクチンは身近なものである。

さらに新型コロナウイルスの感染拡大によって、２０２１年春からは新型コロナウイルスのワクチン接種が実施されつつある。ワクチンを受けるべきか、やめるべきか悩んでいる人も多いと思うが、私はワクチンのメリット、デメリットを理解したうえで多くの人に接種してほしいと考えている。そのためには、まず免疫システムについて、今回は知ることから始めてほしい。

体を外敵から守る二重の免疫システム、「自然免疫」と「獲得免疫」

免疫とは、読んで字のごとく疫を免れること。つまり、私たちの体を病原体から守るシステムを指す。病原体とは病気を引き起こす細菌やウイルスなどのことだ。

人間の周囲に存在する病原体が体内に侵入しようとすると、私たちの体はさまざまな防御作用を働かせる。まず、体の皮膚などが物理的な壁になる。そして、壁を乗り越えて入ってきた病原体に対しては、免疫細胞のなかで守衛隊を務める好中球やマクロファージなどが異物と認識して取り囲み、飲み込んで死滅させる。このシステムは人間が生まれたときから備えているので、「自然免疫」と呼ばれている。

さらに守衛隊を突破して侵入してきた病原体に対しては、個別に認識して撃破するリンパ系細胞など狙撃隊が発動する。狙撃隊が敵を認識するのは、過去に侵入してきた病原体を記憶しているからだ。したがって、最初の侵入に対しては、あまりリンパ系は働かない。

病原体による感染の経験によって発動力を獲得できるので「獲得免疫」と呼ばれている。

このように、私たちの体には二重の免疫システムが備えられている。

二段構えの自然免疫

自然免疫は「物理的・化学的バリアー」と「細胞性バリアー」の二段構えとなっている。

まず皮膚や腸管などの内側の粘液、口の中の唾液、涙などが物理的・化学的バリアーとなる。たとえば、皮膚の最上層の角質層は物理的バリアーとなるが、さらに唾液や皮膚から分泌する汗に含まれるリゾチームという酵素が、細菌の細胞壁を破壊する化学的バリアーとなる。化学的バリアーでいえば、胃液には塩酸が含まれていて、多くの病原体を死に追いやっている。

物理的バリアーや化学的バリアーをかいくぐって体内に侵入した病原体に対しては、細胞性バリアーが働く。白血球の免疫細胞が異物と認識して、病原体の働きを弱めたり、飲み込んで殺したりするのだ。

自然免疫で活動する免疫細胞には、次のようなものがある。

- **好中球（貪食＝病原体を食べる）**
- **マクロファージ（貪食＝病原体を食べる）**
- **NK細胞（病原体に感染した細胞を攻撃して破壊する）**

自然免疫は、侵入物を大まかに認識して排除するシステムである。即座に対応する機動性はあるが、同じ病原体が再び侵入してきても同じ反応をする。以前は比較的単純なシステムと考えられていたが、最近の研究で複雑なシステムであることが判明してきた。

分子生物学の進歩で解明された自然免疫の機序

自然免疫は、分子生物学の進歩によって詳細がわかってきている。

マクロファージの表面に、病原体を認知するトル様レセプター（TLR）という分子が

図2　生体防御反応を生じさせる外敵との反応レセプターの種類

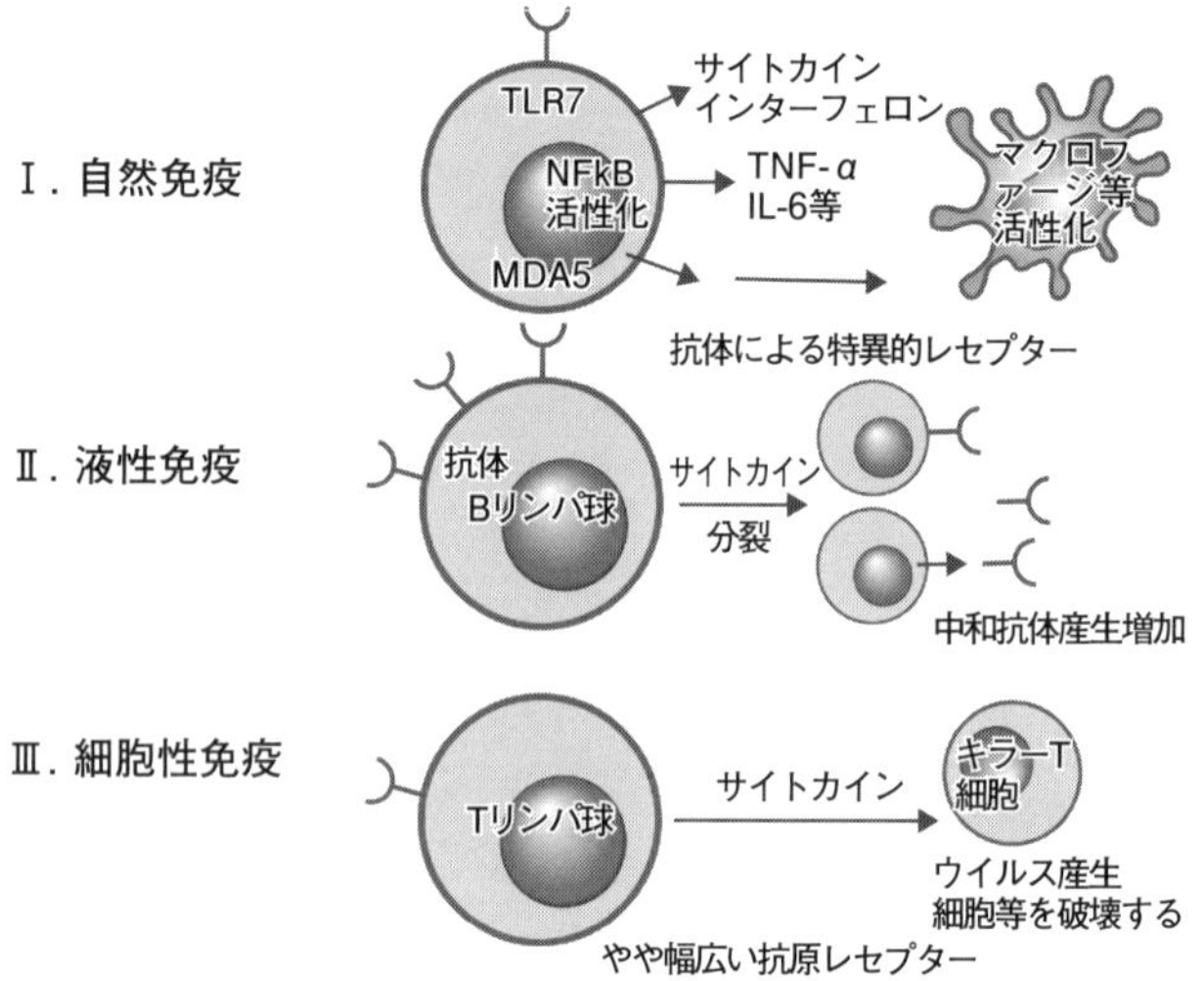

あることが判明した。その後の研究で、TLRがウイルスや細菌の構成成分を認識し、サイトカイン（P51参照）を産生し、T細胞、B細胞などを活性化させ、免疫応答を誘導するなど、重要な役割をも果たしていることが解明された。

また、免疫の作用を補う補体という物質が血液中にあることも知られている。補体は9個の成分から成り立っている血中タンパク質であり、病原体と抗体とに結合して細菌やウイルスを死滅させる（図2）。

このように、自然免疫反応における多くの因子の存在が判明しつつある。自然免疫の研究は急速に進んでおり、コロナウイルス発症の解明にも重要な役割を果たしている。

特定の病原体を狙い撃ちする獲得免疫

病原体を自然免疫では退治しきれなかったとき、獲得免疫が発動される。獲得免疫で働くT細胞などは、特定の病原体にだけ正確に攻撃する。そのため「特異的免疫反応」とも呼ばれる（自然免疫は「非特異的免疫反応」と呼ぶ）。たとえば、一つのT細胞は一つの病原体を主に攻撃するが、体内には数えきれないほどのT細胞が存在しているので、さまざまな病原体に対応できるのだ。

今まで異物を病原体としてきたが、正確には外部から侵入する異物が抗原（Antigen）であり、抗原に結合して反応する物質が抗体（Antibody）である。

獲得免疫は、一度侵入してきた抗原を記憶して、再度侵入してきたときに抗体を作ったり、キラーT細胞ができたりして、外来抗原を排除する。獲得免疫で活動する免疫細胞には、次のようなものがある。

・T細胞（感染した細胞を攻撃する胸腺由来細胞）
・B細胞（抗体を産生する骨髄由来細胞）
・樹状細胞（病原体の情報をT細胞などに伝える細胞）

病原体の情報を知らせる樹状細胞

樹状細胞は、樹木の枝のような突起がいくつもあるような形をしている。樹状細胞自身は攻撃性をあまり持たず、細菌やウイルスなど抗原の情報を飲み込み、抗原を分解し、T細胞などの外敵を攻撃できる免疫系細胞へ伝達する。樹状細胞は抗原を取り込み、抗原として細胞表面に提示する。これを「抗原提示」という。樹状細胞の抗原提示を手掛かりに、T細胞などが武装して敵を見つけ、攻撃する（図3）。

抗原提示は、次のように行われる。樹状細胞はリンパ節や上皮細胞などに存在している。病原体など抗原が体内に入った場合、樹状細胞は最初にキャッチして細胞内に取り込

図3　免疫活性化のメカニズム

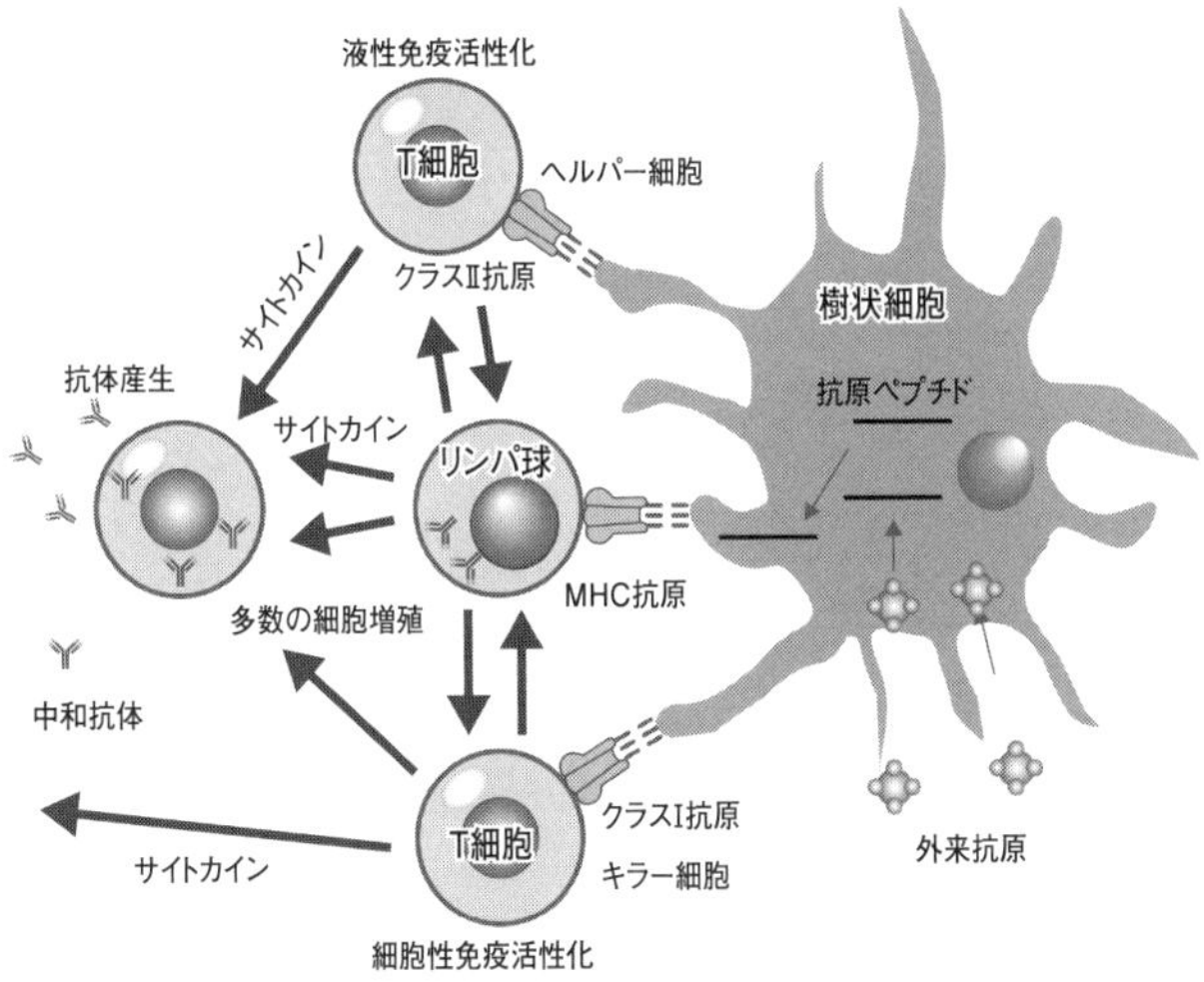

み、抗原を分解し、その断片がMHC（Major Histocompatibility Complex：主要組織適合性複合体）という細胞表面にあるタンパク質と結合して、細胞の表面に出てきて、B細胞、T細胞にその情報を伝える。

「抗原提示」とT細胞、B細胞の役割

MHCは抗原クラスⅠとクラスⅡがある。MHCクラスⅠと結合した抗原がT細胞に認識されると、そのT細胞のある場合は攻撃性を持つキラーT細胞に変化する。キラーT細胞は、免疫

活性物質であるサイトカインを産生して、病原体を死滅させるように戦う。さらに、あるT細胞はサイトカインを出し、免疫を活性化する（P47・図3）。

一方、MHCクラスⅡと結合した抗原は、ヘルパーT細胞に認識される。抗原を認識したヘルパーT細胞は活性化され、マクロファージを活性化させるとともにB細胞を刺激して大量の抗体産生を促す。ウイルスの増殖をなくす抗体を中和抗体と呼ぶ。

このように、獲得免疫は樹状細胞が主役となり、T細胞やB細胞との連携をもとに、感染から体を守るべく戦っている。

液性免疫と細胞性免疫

獲得免疫は「液性免疫」と「細胞性免疫」に分けられる。

「液性免疫」は、抗体が病原体を認識して、結合することで病原体の活動を妨げる。抗体は血液や粘液などに含まれるので、液性免疫（あるいは体液性免疫）と呼ばれている。

一方、「細胞性免疫」は、主にT細胞が活性化され、キラーT細胞となり、病原体に感

図4　キラーT細胞やNK細胞などによる感染細胞攻撃反応

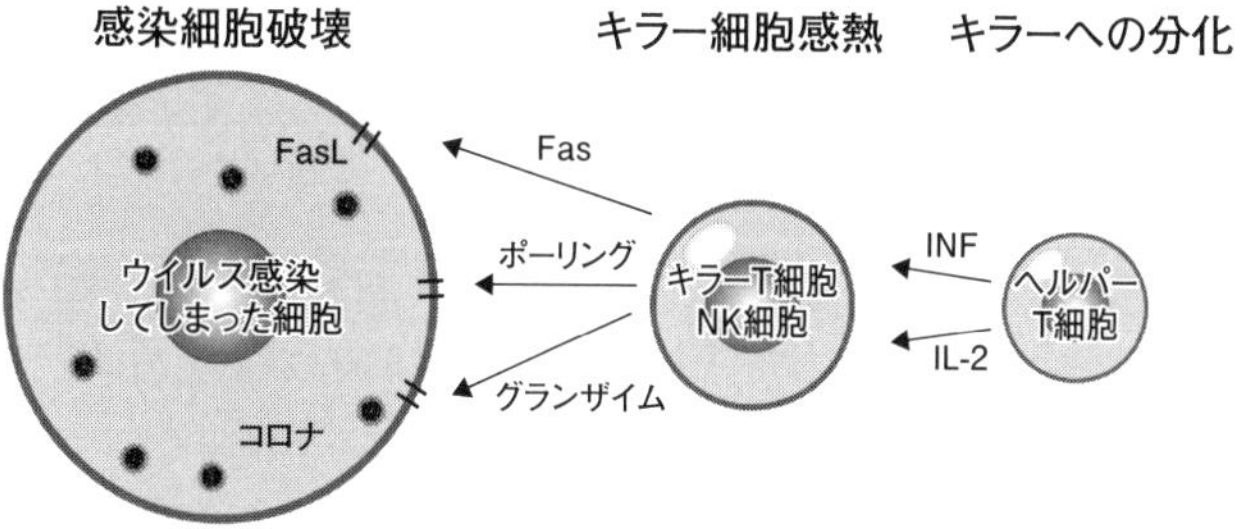

感熱化したキラーT 細胞およびNK、NKT 細胞などはウイルス感染した細胞を殺傷し、結果として体内より除去してしまう。一般的には、一部はメモリーT 細胞となり数年にわたり、免疫記憶に重要な役割を果たす

染した細胞を攻撃して殺してしまい、結果として体内のウイルスを消滅させる。担当するのは、マクロファージや好中球などの貪食細胞なども活性化され、病原体の発見や食作用による殺菌、防御や攻撃態勢の指令などを細胞自身が行う免疫反応である。

ワクチンにより細胞性免疫と液性免疫とが出るが、細胞性免疫については**図4**のように、ヘルパーT細胞などが出現し、それらより種々のサイトカインが出る。とくにIL−2は強いキラーT細胞へ細胞を分化させる。キラーT細胞は新型コロナウイルスの抗原を細胞表面に持っている感染細胞に対して特異的にグランザイムやFas、ポーリングなどの感染細胞へ穴を開けたりして破壊する作用がわかっている。そのようにして、感染した細胞がキラーT細胞が産生する毒素のような物を打ち込まれ死んでしまうと、その中に持っていたウイルスや、新たな合成しつつあるウイルスが殺されて、長い目で見ると体内よりなくなり、ウイルスが消失していく（P49・図4）。キラーT細胞あるいはNK細胞なども、そのような作用に関わっている。このようなキラーT細胞を活性化するためには、抗原特異的な免疫反応が必要であり、それを測る指標として抗原とインターフェロンγを産生している細胞を測定する。キラーT活性のアッセイという方法でmRNAのキラーT細胞を高める力、および種々のワクチンを注射された人のワクチンによる有効性を確かめる力を測定する。その場合、CD8陽性の細胞も測定する人もいる。いずれにしろ、最もこの細胞性免疫が強いのは、弱毒生ワクチンであるが、mRNAも同様なレベルであることがファイザー社などのⅢ相試験結果などで公表されており、いずれにおいても現時点においては細胞性免疫が強いことがわかっている。しかし、半年、1年、どのくらい続くかは検討されていないので不明である。

敵の侵入に最初に免疫細胞へ警報を鳴らすサイトカイン

サイトカイン（cytokine）は主に免疫細胞から分泌されるタンパク質であり、細胞間の情報伝達の役割を担っている。サイトとは細胞のことであり、カインとは移動物質という意味である。細胞から放出されて、レセプター（受容体）に結合し、相手細胞に情報を伝える（P44・図2）。

病原体が侵入してくると自然免疫系の細胞が活性化して、サイトカインを産生する。サイトカインは細胞から放出され、獲得免疫系にも病原体の情報を伝える。つまり、サイトカインは自然免疫と獲得免疫をつなぐ連絡役といえる。

異物侵入時に産生されるサイトカインを、炎症性サイトカインと呼ぶ。炎症性サイトカインは、警報を鳴らす防犯アラームのような役割を果たしていて、周囲の免疫細胞に病原体の侵入を知らせ、戦いの準備を促しているのだ。

サイトカインには50種類以上の種類があり、マクロファージから産生されるものはモノ

コラム①

新型コロナウイルス感染症のサイトカインストーム

新型コロナウイルス感染症ではサイトカインストームが問題になったので、自然免疫とサイトカインストームについてもう少し説明しよう。少し専門的内容になるので、興味がない方は読み飛ばしてもらってかまわない。

自然免疫が刺激されると、マクロファージなど種々の免疫細胞が活性化され、サイトカインが分泌され、自然免疫と獲得免疫の両者を動かす潤滑油として働く。

サイトカインのなかのインターロイキンとは、細胞間の活性化を調節しているマクロファージやリンパ球由来の物質である。マクロファージなどを含むリンパ系細胞間で働いて、免疫応答の活性化に働くものが多い。

また、炎症性サイトカインとは、病原体が侵入してきたときに最初に作られる特殊なＩＬ－１、ＩＬ－６、ＴＮＦ－αなどのことで、炎症反応を促進する役割がある。

病原体を殺す役割を持つインターフェロンや炎症性サイトカインは、病原体を含む異物侵入の際に初期に反応し、マクロファージやリンパ球などにも働き、生体防御に必要な反応を増幅する働きを持っている。

病原体が体内に侵入してきたとき、最初に戦うのは抗ウイルス活性の強いⅠ型インターフェロンを含むサイトカインであるとみられる。

インターフェロンはⅠ型、Ⅱ型、Ⅲ型と３種類あり、Ⅰ型は主に食細胞、Ⅱ型は主に活性化Ｔ細胞、Ⅲ型は樹状細胞や上皮細胞が作る。これらが互いに認識しあって病原体と戦う（Ｐ55・表１）。

新型コロナ感染症の特徴の一つは、ウイルス感染がいつの間にか進み、重症化を引き起こすことである。感染の初期では新型コロナウイルス自体が大量に入り込むと、インターフェロンや免疫性サイトカインなどの産生を抑制する。逆に感染後期ではインターフェロンが作られ過ぎるようになる。

その作用機序を詳しく説明すると次のようになる。

ヒトの上皮細胞などには、自然免疫といわれていた認識レセプターが存在する。新型コロナウイルスなどＲＮＡウイルスの場合には、とくに感染上皮細胞の表面や細胞質内に異物レセプターとして存在し、ＴＬＲ７やＲＩＧ－１、ＭＤＡ５などが重要な働きをしている。

これらの異物レセプターによってウイルスのＲＮＡが認識されると、レセプターのシグナルの下方にある一連の遺伝子群が活性化される。その結果、感染細胞の中でウイルス防御に関連した特定のサイトカイン遺伝子の働きが始まる。

炎症に関連した代表的な転写因子として、私も以前に研究した中間遺伝子などが知られている。

たとえば、ＲＮＡを認識する異物レセプターの一つ、ＴＬＲ７にウイルスＲＮＡが結合すると、ＴＬＲ７の下流に存在する転写因子複合体のＮＦｋＢがリン酸化される。これに続いて炎症性サイトカインなどが細胞内で作られ、細胞外にも放出される。

自然免疫の別の異物レセプターで細胞質内にあるＲＩＧ－１やＭＤＡ５にウイルスＲＮＡが結合すると、同様な反応を起こす。これらの転写因子は、リン酸化された後に核に移行する。その後、Ⅰ型インターフェロン遺伝子とⅢ型インターフェロン遺伝子のプロモーター部分にも結合し、遺伝子の転写が始まりⅠ型とⅢ型のインターフェロンが産生されるようになり、抗ウイルス反応が活性化される。

ＲＮＡウイルスが細胞内に侵入してくると、ＮＦｋＢのリン酸化により炎症反応の促進へと進む。もう一つの経路として、ＲＩＧ－１、ＭＤＡ５によるＲＮＡ認識、転写因子ＩＲＦ３またはＩＲＦ７のリン酸化、Ⅰ型、Ⅲ型インターフェロンの産生、抗ウイルス反応の促進へ進む。

２つの経路が細胞の中で動き出していくのだ。

新型コロナウイルスの場合、感染初期の段階でもⅠ型、Ⅲ型ともにインターフェロンがあまり作られず、インターフェロン誘導遺伝子の発現も非常に低い。重症化する人の場合、誘導遺伝子の発現がとくに低い傾向にある。つまり、インターフェロンの産生がうまく働いていないのである。

しかし、重症化した患者は、当初は産生が低かったインターフェロンが、なぜか急激に血中に増加する。また、炎症性サイトカインの産生も急増する。その結果、免疫細胞の異常な活性化、そして免疫細胞の暴走が始まる。これがサイトカインストームである。

サイトカインストームが生じると、血管上皮細胞などに赤血球が吸着して凝固し、血管が詰まって炎症が悪化する。強い炎症反応が起こり、血管が凝固したり、脳血管の梗塞が起きたり、肺上皮細胞の再生を妨げたりして重篤な病状となる。

サイトカインストームが起きた場合、抗IL-6薬やサイトカインの産生を抑えるステロイド治療が極めて有効であることがわかってきている。

カイン、リンパ球が産生するものをリンフォカインとも呼ぶ。**表1**に新型コロナ感染と直接関連しているサイトカインを示す。

免疫に重要な働きをするサイトカインだが、一般的にインフルエンザなどの病原体が侵入して感染が起こり始めると、これを防ごうとさまざまな炎症性サイトカイン、I型インターフェロンやTNF-αなどが大量に出現し、結果として発熱、咳などの症状が出てくる。しかし、新型コロナウイルス感染症の場合、この炎症性のサイトカインが抑えられ、無症状の時期が3日ほどあり、これが他人に新型コロナウイルスを伝染させている。その

表1　新型コロナウイルスに関するサイトカインの種類

サイトカイン	主な産生細胞	主な作用
MIFケモカイン	T細胞	白血球の遊走作用
IL-1	単球、マクロファージ、好中球、血管内皮細胞	リンパ球の分化増殖、好中球の活性化、自然免疫増強
IL-2	活性化T細胞	主にリンパ球の増殖、キラー細胞の誘導、細胞性免疫の増強
IL-6	T細胞、マクロファージ	炎症性サイトカイン、好中球やマクロファージなどの自然免疫などを活性化
IFN-β (Ⅰ型インターフェロン)	線維芽細胞、内皮細胞、マクロファージ	ウイルス増殖阻止、リンパ球N分裂阻止、免疫グロブリン産生抑制
IFN-γ (Ⅱ型インターフェロン)	活性化T細胞、NK細胞	ウイルス増殖阻止、マクロファージやNK細胞の活性化の増殖抑制、自然免疫の活性化
TNF-α	マクロファージ 線維芽細胞	腫瘍細胞傷害、血小板凝集や血栓形成を行うALE2を介してNFkBを活性化

うち自らの正常な細胞までを攻撃するようになるが、コロナ感染症が重症化すると、サイトカインが出すぎてサイトカインストームという現象を起こすこともある。新型コロナウイルス感染症ではサイトカインストームが問題になっているが、IL-6（インターロイキン-6）というサイトカインを、たとえば抗IL-6抗体を使用して抑制すれば、症状が消失することがわかってきている。

2度目の発症を抑える免疫記憶

なぜ、私たちの体は一度侵入してきた病原体を覚えているのだろうか。

1回目の感染で、病原体を取り込んだ樹状細胞が抗原を提示すると、T細胞が認識して攻撃する。戦ったT細胞の多くは死んでしまうが、一部がメモリーT細胞として残る。メモリーT細胞は初めて出合った抗原を記憶しているのだ。

そして、2回目の感染が生じると、メモリーT細胞が即座に反応してT細胞が増殖、多くのサイトカインを出し、B細胞も多く増加させて抗体を大量に作るので、病原体が体内で増える前にヒト上皮細胞とウイルスが結合して、結果としてウイルスの増殖を抑えることができる（図5）。

図5　2度免疫することによるウイルス予防効果の増強

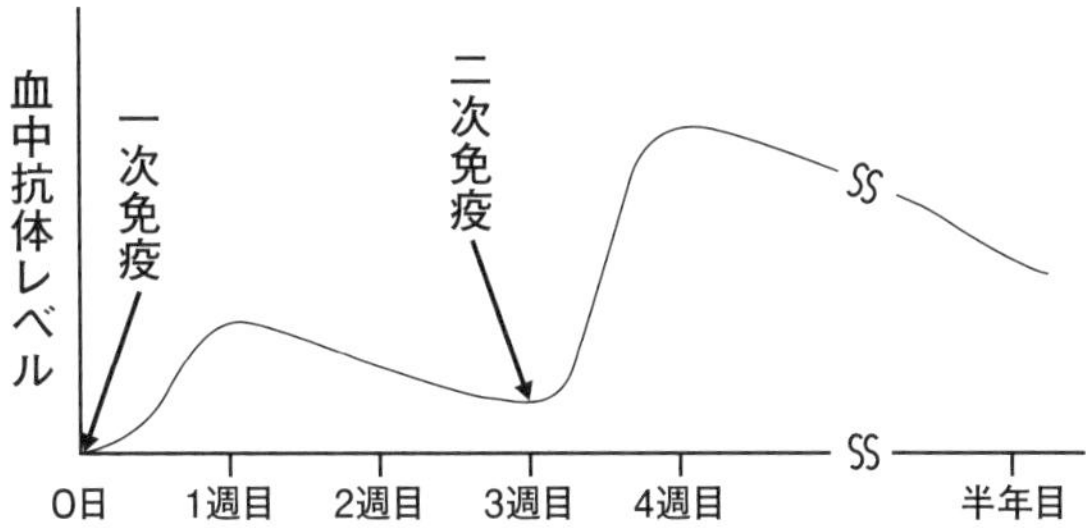

追加免疫することにより、ウイルスに対する抗体が多量かつ長期的に出現することになる

1回目の感染またはワクチン注入による免疫反応を一次免疫応答といい、抗原が体内に侵入して十分な抗体ができるまで時間がかかる。しかし、2回目の二次免疫応答のときは迅速に大量の抗体ができる。したがって、ワクチンは一般的には2度免疫すると強い免疫が得られる。初めにワクチンを十分打っておけば、次に本物の病原体が侵入してきたときに、素早く大量のＩｇＧ抗体ができ、発症を防いだり、症状が軽く済んだりするのだ。新型コロナワクチンの場合を図5に示す。

免疫グロブリン（抗体）の構造

新型コロナウイルスSタンパクに結合する抗体は、主に血清中のγ－グロブリン分画に含まれる免疫グロブリン（Immunoglobuln：略称Ig）である。免疫グロブリンは液性免疫の主役である。

免疫グロブリンの基本構造は、長いポリペプチド鎖（H鎖）と短いポリペプチド鎖（L鎖）がS－S結合したものが対をなし、全体でY字型をしている。

Y字型の先端は開閉できる「可変部」となっていて、アミノ酸配列が抗体分子ごとに異なる。可変部領域でも著しく異なる部位を「超可変部」といい、この部分が抗原と結合する。ただし、Aという抗原にはAという免疫グロブリン（抗体）しか結合しない。つまり、

図6　抗体の構造

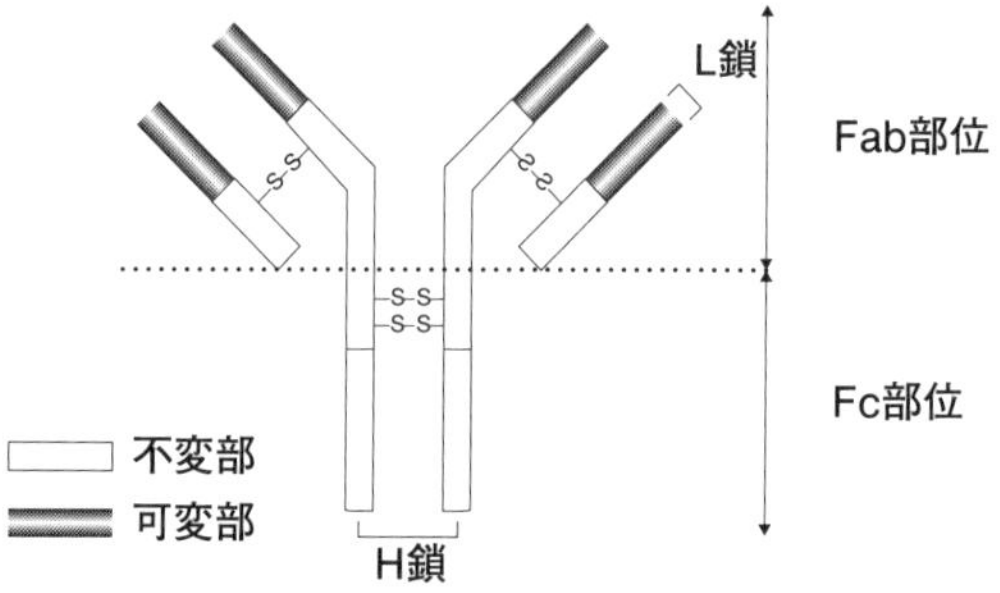

抗原結合部のアミノ酸配列は、対応する抗原ごとに異なっている（図6）。

免疫グロブリンの役割

①中和作用

超可変部で抗原と結合することで、細菌やウイルスなど病原体の働きを止めて感染を防ぐ。この作用を「中和」と呼ぶ。

②補体の活性化

超可変部で抗原と結合すると、Y字型の基幹部が活性化して補体（P44参照）が次々に取り付き、補体が活性化して細菌の細胞膜に小さな穴を開け破壊する。

③オプソニン効果

細菌は抗体や補体が結合すると、好中球やマクロファージなど貪食細胞に異物として取り込まれやすくなる。これをオプソニン効果という。

表2　ヒト免疫グロブリンの性状

性状 / 種類	体内分布	全免疫グロブリンに対する%	構造モデル
IgG	血管内（約40%） 血管外（約60%） 大部分の免疫反応	70〜80	
IgM	主に血管内 （約40%） 初期免疫	6〜10	5量体
IgA	血管内（約40%） 腺組織・粘膜上皮、 分泌液（約60%）	10〜15	血清IgA 分泌型IgA
IgE	皮膚、気道 アレルギー反応	0.002	
IgD	上気道粘膜	3〜0.3	

免疫グロブリンの種類

免疫グロブリンはIgG、IgM、IgA、IgE、IgDの5種類があり、それぞれ血清中濃度や分子構造、分子量などが異なる（表2）。

●IgG

血液中に最も多く含まれる免疫グロブリンである。強い抗菌性、毒素中和体、ウイルス中和抗体を持っている。抗体として最もメジャーであり、抗体による免疫反応（液性免疫）の主役といえる。2回、3回と同じ抗原に侵入されるとIgG抗体は急激に産生される（P57・図5）。

図7　中和抗体がコロナウイルスレセプターとウイルスの結合をブロックして細胞感染を阻止する機序

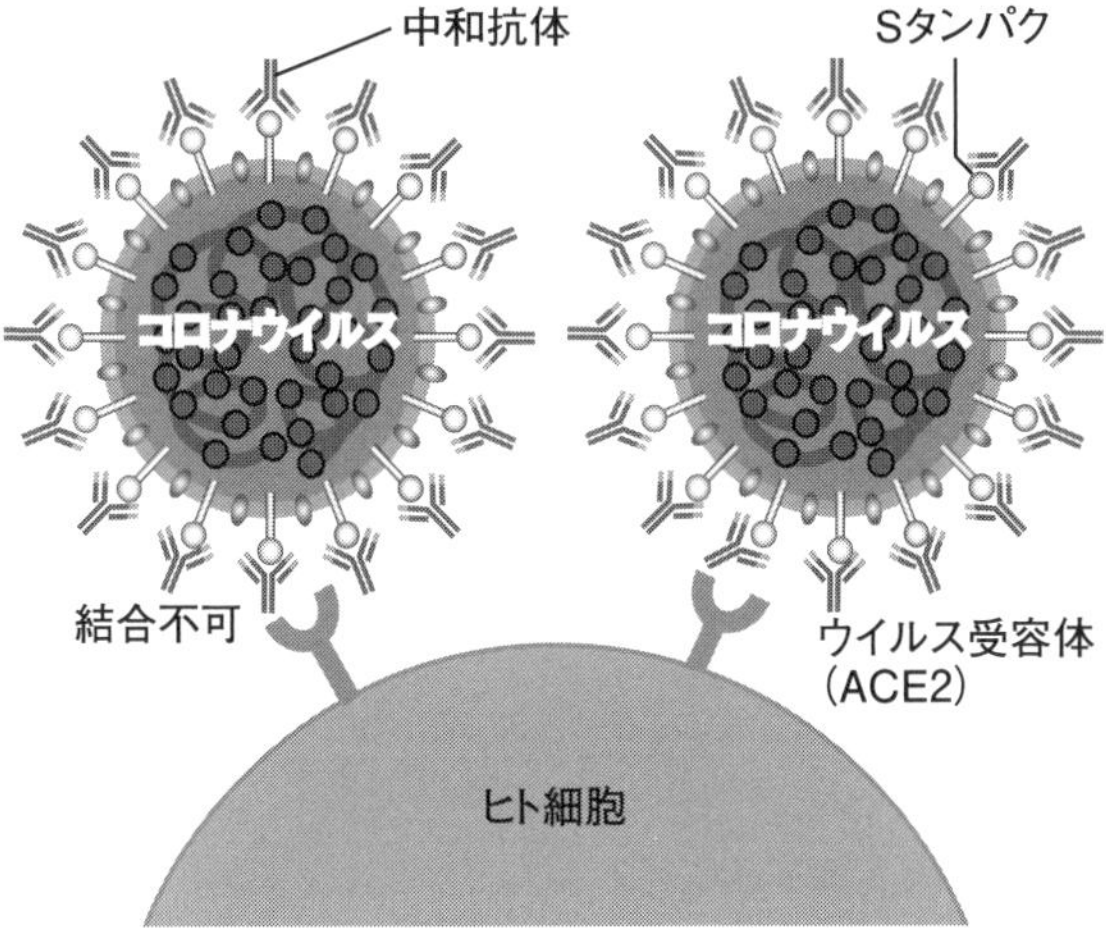

また、血清療法や抗体による製剤に使われるのは、ほとんどIgG抗体だ。胎盤通過性があるため、新生児には母親由来のIgGがあり、新生児はあまり風邪をひかない。新型コロナウイルス中和抗体は、**図7**に示すようにウイルス表面のSタンパクに中和抗体が結合し、上皮細胞などのACE2レセプターにコロナウイルスが結合できなくなり、感染が広まらなくなる。後述するモノクローナル抗体は、これを静脈に注射し、素早くウイルスを体内から排除してしまう。

●IgA

血清ＩｇＡと分泌型ＩｇＡの2種類がある。血清ＩｇＡはＹ字型だが、分泌型ＩｇＡはＹ字が2つ結合した構造になっている。分泌型ＩｇＡは唾液や初乳中、気管支や鼻腔、膣などの粘膜の分泌液中に含まれる。

ＩｇＡは粘膜の感染を早期に防ぐのに重要な役割を果たしている。インフルエンザウイルスやポリオウイルス、エイズなどの感染防御には粘膜抗体が重要であり、ＩｇＡはこれらの感染症の防御抗体となるが、ＣＯＶＩＤ-19の場合の報告はない。

第 3 章

ワクチンとは何か

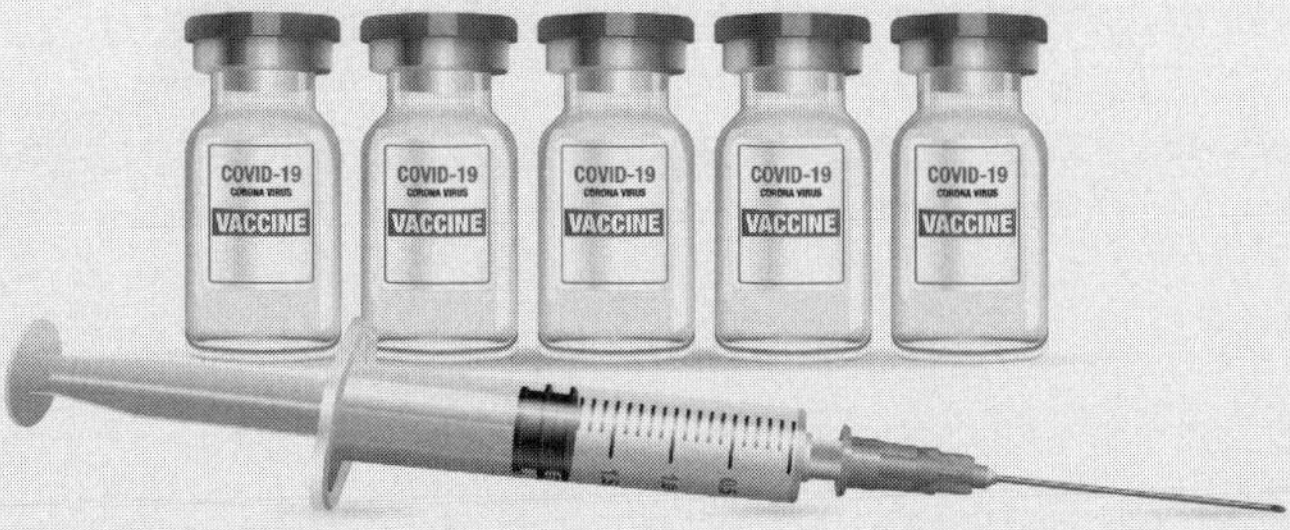

ジェンナーの種痘の発見から始まるワクチンの歴史

ワクチンの歴史を紐解くと、イギリスのエドワード・ジェンナーの天然痘ワクチン発見にさかのぼる。天然痘とは疱瘡《ほうそう》、痘瘡《とうそう》とも呼ばれ、天然痘ウイルスによる感染症だ。感染すると発熱し、発疹が現れ、膿がたまってかさぶたができる。死亡率が高く、治ってもかさぶたのあとが痘痕《あばた》となって残る。古代エジプトの時代から流行を繰り返し、多くの人々が死亡する恐ろしい病気であった。

開業医だったジェンナーは、牛飼いや乳しぼりなど牧場で働く人々のなかで、牛痘にかかったことのある人は天然痘が流行しても罹患しないことに気づいた。牛痘とは牛の体の表面に膿疱ができる病気で、牛の天然痘といえる。牧場で働く人々は牛痘にかかることがあるが、微熱や発疹が出る程度で自然に治癒する。

そこで、ジェンナーは牛痘にかかった牛の膿疱部の濃汁を処理して痘苗を作製し、痘苗を子どもたちに接種して天然痘にかからないことを確認し、1798年に論文を発表した。

これが種痘といわれる方法で、人類史上初めてのワクチン誕生である。種痘は全世界に広まり、1980年にはWHOが天然痘は地球上から撲滅されたという宣言を出している。ちなみにワクチン（Vaccine）という言葉は、ラテン語のVacca（雌牛の牛痘ウイルス）が語源だ。

ジェンナーの種痘の発見からおよそ100年後、フランスのルイ・パスツールは狂犬病ワクチンを開発した。パスツールは狂犬病をウサギに感染させ、そのウサギから弱毒化した病原体が含まれている物質を取り出し、人間に接種して狂犬病の予防ができることを示した。1885年のことである。

そして、ドイツのロベルト・コッホの研究室に留学していた日本の北里柴三郎は、1889年に破傷風菌を試験管内で培養することに成功した。破傷風とは創傷から感染し、全身性のけいれんなどが生じ、死亡に至ることも多かった感染症だ。北里は破傷風菌が産生する毒物が原因と考え、破傷風菌の培養液を濾過した溶液を動物に注射し、その動物から採取した血清を他の動物に注射すると、その動物も毒素に耐えることを確認。血清中に含まれる「抗毒素」が治療や予防に効果があることを示し、血清療法を確立した。

ワクチンで予防可能な病気

その後、病原体が「抗原」であり、病原体に抵抗できる物質を「抗体」とする免疫学が登場すると、ワクチンの開発は急速に進んだ。百日咳、結核、黄熱病、インフルエンザ、ポリオ（小児麻痺）、はしか、おたふく風邪、風疹などのワクチンができた。現在はワクチンで予防することが可能な病気をＶＰＤ（Vaccine＝ワクチン／Preventable＝予防できる／Diseases＝病気）と呼び、ＷＨＯは接種を呼びかけている。

ワクチンの種類

従来はワクチンの組成で、弱毒生ワクチン（生菌ワクチン）、不活化ワクチン（死菌ワクチン）に分類していた。

●弱毒生ワクチン

病原性を弱めたウイルスや細菌などを使用したワクチン。病原体を弱らせるような環境で培養したり、遺伝子組み換えをしたりして、ヒト体内であまり発症しないように変える。不活化ワクチンや他のワクチンに比べ、接種後に得られる免疫が最も強いのが特徴である。通常、1回の接種により、感染を防ぐための免疫が得られる。新型コロナでは、ジョンソン＆ジョンソン（J＆J）社で現在、1回の免疫でよいワクチンとして発売されている。

ただし、弱毒化しているとはいえ、ワクチンを受ける人の抵抗力が弱っていると、病気と同等の感染を引き起こすことが稀にある。たとえば、日本ではポリオウイルス生ワクチンで、ワクチンを飲んだ後にポリオを発症する例が生じ、不活化ワクチンの注射へ変更になっている。

●不活化ワクチン

病原性を消失、または無毒化したウイルスや細菌などを使用したワクチン。無毒化するにはホルマリンなどの薬剤で処理したり、加熱したり、紫外線を照射したりなど、さまざまな方法がある。

弱毒生ワクチンに比べ安全性は高いが、有効性は高いとはいえない。十分な免疫を得るためには、複数回の接種と免疫反応を高めるアジュバントが必要になることが多い。

遺伝子工学の発達によって開発された新型ワクチン

従来は弱毒化や無毒化した抗原ウイルスをワクチンとして体内に入れる方法だったが、遺伝子工学の発達によりウイルスのタンパク質の設計図である遺伝子そのものをワクチンとして使い、体内でタンパク質を作って免疫を得ようという新しい考え方のワクチンが開発された。「核酸ワクチン」と呼ばれているmRNAワクチンやDNAワクチンだ。そのほか、遺伝子工学を利用した新しいタイプのワクチンが続々登場している。現在は2020年1月に、中国の研究者によりウイルスの全塩基配列が決定され、表面のSタンパクに対する免疫が大切とわかった。主な新型コロナワクチンなどについて、簡単に紹介しよう（図8／P70・表3）。

●mRNAワクチン（図8-①）

図8　新型コロナワクチンの代表例

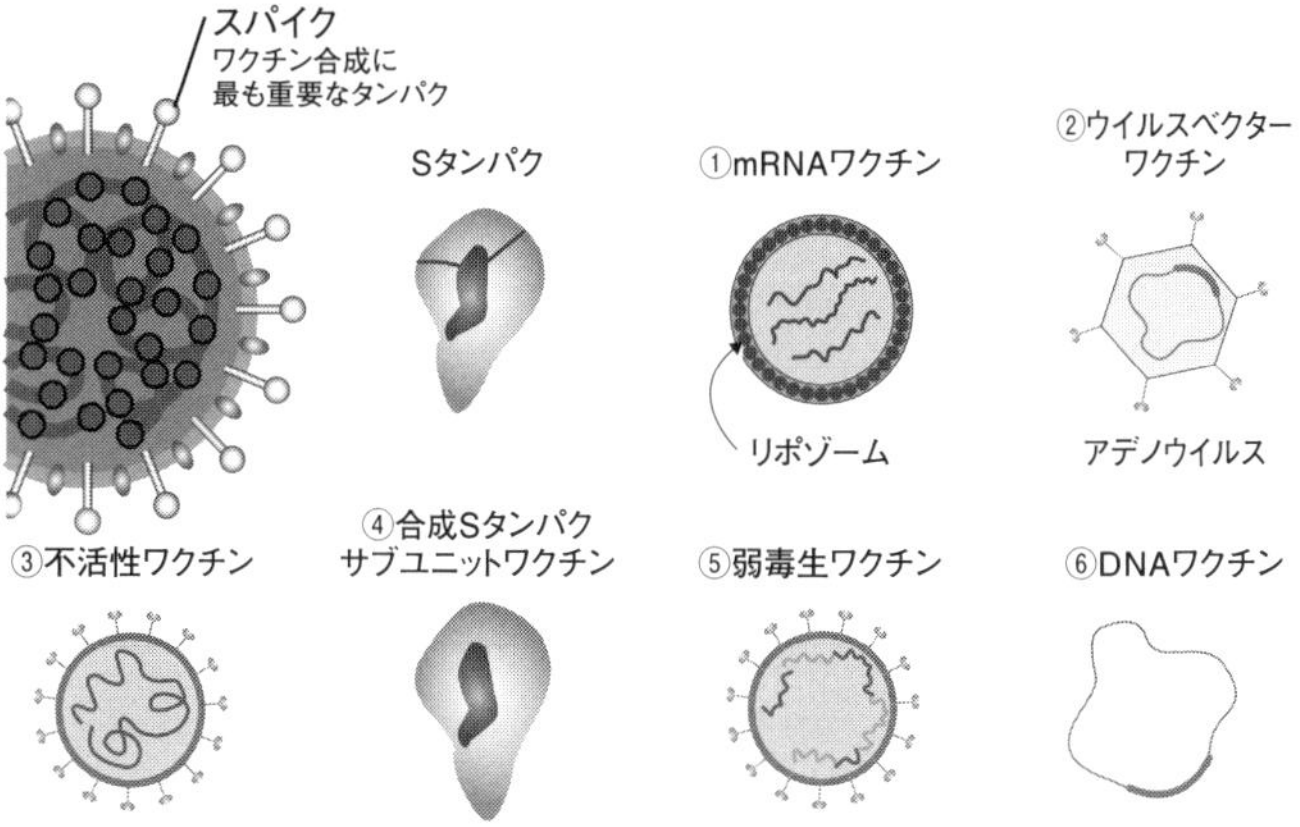

ＤＮＡは生物の体に必要なすべての物質の設計図だ。すべての細胞の核には染色体が入っていて、糸状のＤＮＡが螺旋状になり存在している。ＤＮＡはデオキシリボ核酸の略称であり、４種類の塩基が連なっている物質だ。ＲＮＡは一般的には相補的に作られる塩基の並び方が遺伝情報となり、その情報に従ってタンパク質が作られている。

細胞内のｍＲＮＡに保存されている遺伝情報からタンパク質ができるメカニズムは、次の通りである（P71・図9）。

①転写

ＤＮＡから必要な遺伝情報をコピーしたｍ

表3　新型コロナワクチンの種類一覧表

ワクチン	特徴	誘導される免疫	実　例
mRNAワクチン 図8-①	防御抗原をコードするmRNA	抗体産生力が強い	新型コロナウイルス実施
ウイルスベクターワクチン 図8-②	防御抗原をコードするプラスミドDNA	抗体産生 細胞性免疫	開発中
DNAワクチン 図8-⑥	防御抗原をコードするプラスミドDNA	抗体産生 細胞性免疫	開発中
弱毒生ワクチン 図8-⑤	生きた病原菌	細胞性免疫	BCG・ポリオ・麻疹(はしか)・黄熱
	健常人には病原性なし	抗体産生	風疹・おたふく風邪・水痘・ロタウイルス
不活性ワクチン 図8-③	病原体を不活化(死菌)	抗体産生	日本脳炎・狂犬病 肺炎双球菌
	感染増殖なし		ワイル病、A・B型肺炎 HPV・b型インフルエンザ菌・ポリオ
合成Sタンパクサブユニットワクチン 図8-④		抗体産生	インフルエンザ
ペプチドワクチン	人工的にペプチドを合成	抗体産生	アルツハイマー病・がんなどで開発中

図9　mRNAワクチンの発現作用メカニズム（Ⅰ）

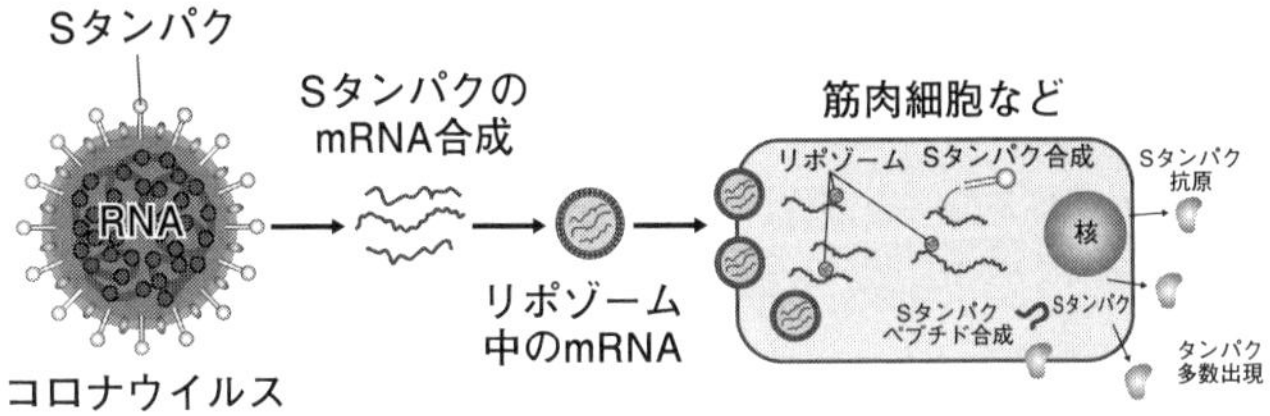

RNAを合成する。

②翻訳

転写されたmRNAは、細胞内のタンパク質の合成場所に移動する。そこでmRNAの遺伝情報に基づき、リボゾームと結合して、アミノ酸が連結されてタンパク質が合成される。作られたタンパクは抗原となる。

このmRNAを使っているのが、mRNAワクチンだ。対象となるウイルスの遺伝情報を基にmRNAを作製し、ワクチンとして体内に入れ、体内でウイルスのタンパク質を合成し、免疫細胞を作動させる。

mRNAワクチンのメリットは、効率のよさと強い液性免疫と細胞性免疫の両方が得られることだ。一般的に生体内で合成されたタンパクは免疫能が強い。

まず、mRNAを使うので、DNAから転写の作業が省ける。DNAワクチンは核の中に入りにくい。RNAが細胞核に入る必要がなく細胞質で翻訳されるので、タンパクは非常に効率よく産生される。

さらに、mRNAは自身でも複製を行うことができる。mRNAは細胞の核外で合成され、細胞質内にタンパク質（抗原）がどんどん作られていく。そのため抗体産生やリンパ球が活性化され、液性免疫だけでなく細胞性免疫も強くなる（P47・図3／P69・図8-①）。

そのほかmRNAワクチンのメリットとしては、体内でウイルス本体は作られないので、感染症が発症しないこと。また、対象となるウイルスの遺伝子情報が得られれば、開発が短期間で進むこと。ウイルスが変異しても、変異した部分を変えたmRNAを合成することで対応できることなどが挙げられる。

mRNAワクチンの弱点としては、もともとmRNAが分解されやすいことだ。mRNAは体内で極めて速く分解されてしまう。一般的に脂質ナノ粒子（リポソームとも記す）

コラム②

生ワクチン接種による弱毒菌の強毒化

1960年、1961年と日本でポリオ（小児麻痺）の大流行があった。国産ワクチンは品質が悪く、大量生産もできないため海外からワクチンを輸入することになった。しかし、なかなか流行は治まらず、有効性が高いという評判だったソ連製の生ワクチンを緊急輸入することで、ポリオを抑え込むことに成功し、多くの子どもたちの命が救われた。

しかし、他国では抵抗力が弱っている人に接種して、病原性の強い元のポリオウイルスが体内で発生し、ポリオと同様の症状が出てしまった。いわばウイルスの先祖返りであり、弱毒生ワクチンでは起こりうることだった。数か所で10人程度の規模の発症であったが、それ以降、病原性の強い微生物の感染症に対するワクチンには、弱毒生ワクチンは使用しないようになった。

世界的に不活化ワクチンへの切り替えが行われ、日本でも1990年代にワクチン接種が原因でポリオが発生する例があり、2012年に不活化ワクチンに切り替えられた。

私は40年前よりエイズワクチンの開発研究を続けているが、1995年頃にアメリカのデスロジャー博士らは非常に強力なサルのHIV感染症モデルを完全にブロックする弱毒生ワクチンを作製した。SIVというウイルスのNefという部分の遺伝子を取り除いた部分で増殖性がある生ワクチンである。

その生ワクチンを投与したところ、SIVウイルスも完全にブロックすることができた。しかし、その10年後、ワクチンを打った20匹のサルのうち4～5匹にもとの病原性SIVウイルスが出現してきたことがわかった。病原性ウイルスの遺伝子の多くの部分を使用するのは危険であることがわかった。一方では生のワクチンは強い感染免疫を成立させることが判明したに封入されて投与される。また、2本鎖にして作るワクチンもある。そのほか、mRNAが切断されないような最適化されたコドン（mRNAの塩基配列）の使用や、高い翻訳効率を持つCap構造が使用されたmRNAに対する保護効果のある酵素の開発など、さまざまな工夫が行われている。

2回接種すると、コロナウイルス感染症が95%以上抑えられるため、抗体価（抗体の量や強さ）が上がると報告されている。また、分解されやすいので、ファイザー社のものはマイナス70℃の超低温冷凍庫での流通、保管が必要になっていることがネックである。

●DNAワクチン（P69・図8-⑥）

環状のDNAプラスミドを、抗原タンパク質の運び屋＝ベクターとして使用する。プラスミドとは細胞質内にあり、核や染色体とは独立して存在する遺伝子だ。抗原の遺伝子を組み込んだDNAプラスミドを生体に注入して、体内の細胞内で抗原タンパク質を作らせる。ウイルスが体内でタンパク質を合成するのと同じメカニズムで、ウイルスのタンパク質を作って抗原となり、強力な細胞性免疫を付与する。ただし、mRNAワクチンに比べ、タンパク質が合成されるのに転写と翻訳の2段階が必要になる。mRNAと比べ、核酸の中へ入り込むステップがかかる。感染性に関わる遺伝子は組み込まれていないので、感染症を発症することはない。

作製法としては、大腸菌でSタンパク発現遺伝子の入ったプラスミド入りのタンク培養でプラスミドを含む大腸菌を増殖させ、次にこの菌を破壊させてDNAを集める。製法が簡便で、大量のワクチンがスピーディーに生産でき、コストも抑えられるというメリットがある。また、DNAは熱に強く、冷蔵保存の必要がまったくない。

DNAワクチンの弱点としては、細胞性免疫は効率よく獲得できるが、液性免疫上昇が今ひとつのレベルであることである。また、多くは免疫原性（免疫反応を引き起こす性質）が少し弱いので、2回以上リポソームなどアジュバント（P81参照）とともに投与しなければいけない。しかし、ジーンガン（遺伝子銃）と呼ばれるものを使用すれば、今までの5倍以上に免疫力が増す。ジーンガンは遺伝子組み換え技術の一つで、一般的にはDNAをコーティングした金の微粒子を、高速で発して細胞内に入れる方法だ。

ＤＮＡワクチンは、各種感染症やがんなどに対するワクチンとして、世界中で研究が進められている。今後、強い細胞性免疫を必要とするエイズや結核、マラリア、がんなどに対するワクチンとして重要性を増すことも考えられる。

ただし、ＤＮＡワクチンはヒトでは実用化されていない（２０２1年3月時点）。私は、世界で初めてエイズ表面タンパク（Ｅｎｖ）を使用したエイズＤＮＡワクチンを発表している。60匹のサルなどの動物実験の結果は良好だったが、ヒトへの臨床試験を行うためには50億円以上の費用が必要になり、日本の５つのワクチンを作製している会社に懇願したが、お金がかかりすぎると言われ、国内での開発を断念した。しかし、中国の海正医薬品会社と約10億円かけて、前臨床試験まで完了したが、次の臨床試験にはお金の関係で前に進めなかった。

●ウイルスベクターワクチン（P69・図8-②）

ヒトに対し無害なウイルス（アデノウイルス、ワクチニアウイルス、センダイウイルスなど）に抗原タンパク質の遺伝子を組み込み、ベクター（運び屋）として使う。投与されたウイルスベクターが細胞に侵入し、細胞質で抗原タンパク質を合成し、免疫応答を引き出す。ベクターのウイルスに病原性はないが、体内で複製されて増殖するものと、複製されず増殖しないものがある。増殖するほど免疫が強く出るが、副反応も高くなる。

ウイルスベクターワクチンは、エボラ出血熱のワクチンとしてすでに実用化されており、強力な免疫応答がメリットといえる。弱毒生ワクチンを除き、今までは最も強力な免疫を得られる方法として知られていた。ウイルスの遺伝子の一部を欠損させ、体内で増殖不可にさせたウイルスである。

弱点としては、ウイルスベクターの抗体を持つ人がいること。その場合、接種してもワクチンの効果が上がりにくくなる。よく使われるアデノウイルス5・26型などだが、アデノウイルスは風邪のウイルスでもあるので、その型の抗体を持っている人も多い。このため、一般的に1回免疫で十分な抗体が得られない場合は追加免疫を行う。また、アストラゼネカ社のものはサルのアデノウイルスベクターであり、ロシアのワクチンはアデノウイルス5・26型ウイルスワクチンである。アメリカ・ジョンソン&ジョンソン社のものはA

d26型ワクチンである。

●合成Sタンパクサブユニットワクチン（P69・図8－④）

病原体から感染に関わる遺伝子を取り出し、昆虫細胞や植物、哺乳動物細胞などに導入し、その遺伝子産物であるタンパク質（サブユニット）を作らせ、精製処理してワクチンにする。ワクチンは単なるタンパク質なので、感染性がなく安全性はよい。病原体を培養しなくてすむので、作製に時間がかからないというメリットもある。また、インフルエンザ用ワクチンなどで認可されているため、製造法などに経験があることも強みになる。ただし、安全性は高いが、有効性は高いとはいえないこともある。

●植物由来ワクチン

植物由来ワクチンは、植物の遺伝子の中に抗原の表面タンパク質を合成する遺伝子を組み込み、発現したタンパク質を生成してワクチンとして使用する。

新型コロナウイルスのワクチンとして、カナダの会社がアメリカと共同で植物由来ワクチンの開発を大々的に進めている。ピーマンやトマト、根菜類の葉などにウイルスの遺伝子を組み込んで、ウイルスのタンパク質を合成するワクチンが第Ⅱ相試験まで進んでいる。

そのほか、田辺三菱製薬のカナダの子会社は新型コロナウイルスの遺伝子を組み込んだ植物を育て、生育後に葉から抗原となるウイルスの形を模した粒子を抽出してワクチンとする開発が行われており、動物実験では抗体が確認されている状態だという。

植物由来ワクチンのメリットとしては、弱毒生ワクチンや不活化ワクチンに比べ、大量に安価に製造が可能であること。そして、場合によっては注射が不要な経口ワクチンが可能となり、手軽に使えそうなことだ。現在、第Ⅲ相の臨床試験中だ。

●ペプチドワクチン

ペプチドとはタンパク質の断片を指す。抗原ペプチドをワクチンとして体内に入れ、キラーT細胞を増殖させ、免疫を起こさせる。

弱毒生ワクチンと不活化ワクチンの時代が長く続いたが、約50年前から抗原を部分的に精製して作るペプチドワクチンの開発が始まった。私が免疫原性（免疫反応を引き起こす性質）のあることを『Nature』などに発表したワクチンの一つが、ペプチドワクチンだった。

現在、がんのワクチン療法が行われているが、これも多くはがんの特異的抗原を用いたペプチドワクチンである。

ペプチドワクチンのメリットは、化学合成器でスピーディーに作れることだ。弱点としては分解酵素（ペプチダーゼ）により切断されやすいこと。タンパク分解酵素による分解を遅らせる大型分子化する方法（MAP法）などがあるが、合成方法のさらなる工夫が重ねられれば、効果の高いワクチンが安定して製造でき、今後もワクチンの大きな地位を確固たるものにできるだろう。

●小胞体ワクチン

小胞体とは細胞質にある膜構造を持つ小器官だ。その中にウイルスのDNAやRNAを入れるのが小胞体ワクチンである。免疫原性が相当高いとされている。私は秋田県立大学・福島淳教授らと緑膿菌の菌体に大量の小胞体を発現させるシステムを作り、ワクチン開発を行っている。最近研究が進んでいる。

ワクチンの効果を高めるアジュバント

弱毒生ワクチンは十分な免疫が得られるが、安全性の高い不活化ワクチンは効き目が弱いという問題がある。そこで、免疫の効果を高めるために使われるのがアジュバントだ。アジュバント（Adjuvant）は、ラテン語で助けるという意味の「adjuvare」が語源だ。adは加える、juvは助ける、antは物質という意味である（**拙著『新型ワクチン』などを参照**）。

1920年代より酸化アルミニウムがアジュバントとして発見され、使用されてきたが、なぜアジュバントを添加すると免疫の効果が高くなるのかはよくわかっていなかった。しかし、分子生物学の発展により、自然免疫活性化の機序が大きく関与していることが判明し、アジュバントについての研究も盛んになり、現在では多種多様なアジュバントが開発されている。主なアジュバントは次の通りである。

●水酸化アルミニウム（アラム）

水酸化アルミニウム（アルミニウム塩）を主体とするアジュバントを総称してアラムと呼ぶ。アラムは世界で最も早くからアジュバントとして使用され、現在でも広く使われている。日本では百日咳やジフテリア、B型肝炎のワクチンなどに利用されている。

アラムは立体構造の中にタンパク質や抗原を包み込んでいるため、徐々に抗原タンパク質を放出するという特徴がある。

長期間にわたり、抗原タンパク質を局所に存在させるため、免疫原性が高くなると考えられている。さらに、最近の研究で注入抗原が局所に長期に留まることで、サイトカインや樹状細胞に存在するTLRを介して、免疫を活性化することがわかってきている。また、抗原が局所に長期間留まることで、局所細胞死が起こって細胞のDNAが出現し、そのため種々のサイトカインなどを活性化して免疫を強めることが判明している。

●リポソームカプセル

タンパク質を脂質がマイクロカプセル内に取り込み、そのカプセルが普通の細胞のリピド二重膜を融合しやすくなるための抗原タンパク質が徐々に放出される。そのため、抗原タンパク質が局所に長期間留まり、免疫原性を高めることになる。

マイクロカプセルは、特別な油性分と抗原物質の溶解液を撹拌してできるエマルジョン化した油性物質で、小さな粒子を作り、その中に抗原物質（コロナウイルスの場合はｍＲＮＡ）を入れ込ませる（**図10**）。

アラムよりも免疫原性は強いが、時として腕が腫れる副反応が出るケースもある。アメリカではワクチン投与の約半分の人に接種1～3日後に痛み、腫脹、だるさを感じるという報告もされるが、ワクチンがよく効くには副反応は多いが、ほぼ心配はいらない。リポソームもこの副反応に関与している可能性もある。

図10 リポソームカプセル

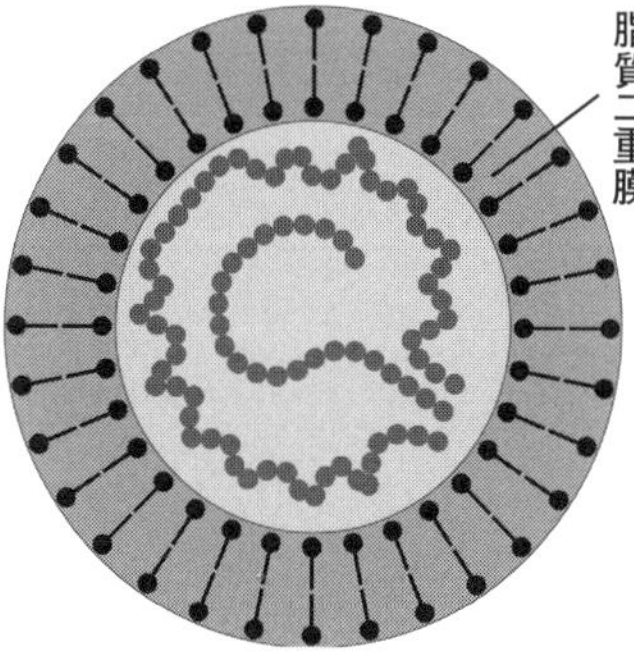

抗原（コロナの場合はmRNA）を脂質二重膜が取り込む様子。細胞内への抗原の取り込みを活性化する

●ＤＮＡアジュバント

ＤＮＡの塩基配列のなかで、免疫反応を直接刺激するＣｐＧモチーフと呼ばれる特別な配列

がある。DNAアジュバントは、CpGモチーフがTLRを介して樹状細胞を活性化し、種々のサイトカインが産生され、T細胞が増殖して免疫を活性化させる。

以前から結核菌およびその核酸にアジュバント効果があることが知られていたが、1994年にNIH（アメリカ国立衛生研究所）のクライマン博士らの研究により、DNAの構造自体にアジュバント効果があることが判明した。

CpGモチーフはいくつかの種類が存在し、インフルエンザのアジュバントとして用いられて、高い感染防御作用を示している。

●サイトカインアジュバント

細胞性免疫反応を高めるIL−2、IL−12、GM−CSFなどのサイトカインを抗原と同時に注入すると、免疫反応を強めることが判明してきた。私は共同研究で発現プラスミドとしてサイトカインのDNAを注射すると、さらに強く持続的にサイトカインが産生されることを発表。サイトカインの作用も強くなることがわかった。

よいアジュバントはワクチンの効果を高める以外に、ワクチンに含まれる抗原量や接種

図11　注射する部位

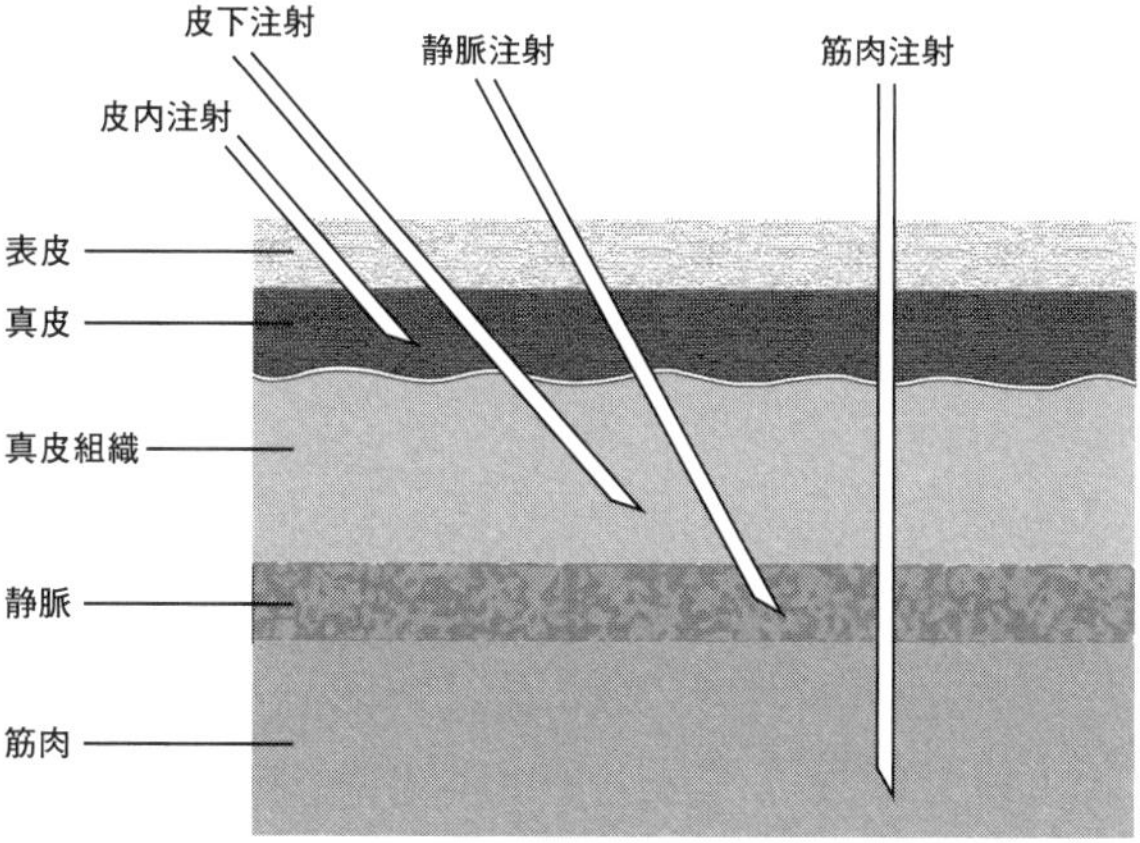

日本ではワクチンは皮下注射がほとんどだが、海外では筋肉注射が多い

回数を減らすことが可能になる。その他のアジュバントも最近多く開発されているが、現在、ヒトの臨床で進行中のものでは新しいものはあまり使用されていない。

ワクチンの投与方法

ワクチンの投与方法は注射がほとんどだが、副反応を改善するために私はさらに多くの方法を採り入れるべきだと考える。

●注射

今のところ、注射によるワクチン投与

が一般的だ。皮下注射か筋肉注射が行われる（P85・図11）。静脈注射に比べ、ワクチンが組織にたまりやすく、ゆっくりと吸収されるので免疫系を持続的に刺激できるからだ。注射は、確実に定められた量のワクチンを有効に注入できることがメリットといえる。デメリットとしては、注射部位が痛む、手がだるくなる、腫れるなどの副反応が出ることがある。とくに子宮頸がんワクチンでは、幼児期過敏反応が出現し、日本国内でキャンペーンが起こり、筋肉注射はあまりすすめられなくなった。

●経鼻方法

噴霧器により鼻腔へ投与する。

メリットとしては、呼吸器感染症では局所の分泌型ＩｇＡ（免疫グロブリン＝抗体）がよく産生されること。私がマウスで実験したところ、抗インフルエンザウイルス抗体では、注射による免疫より強いＩｇＡ抗体や感染防御能があった。

●経皮方法

パッチなどを皮膚に貼ってワクチンを浸透させる方法。表皮や真皮に存在する免疫細胞による免疫応答が期待できる。私もマウスで経皮投与の有効性を示す研究を発表している。

メリットとしては、手軽にワクチン投与ができること。医療従事者が少なく、ワクチンを流通・保存する冷凍保存庫を持たない開発途上国などでは有効な方法であろう。

また、高齢者や幼児の皮膚は薄いので、ワクチンの侵入性は高いと思われる。もちろん、痛みがないのもメリットだ。最近、心臓薬、認知症薬、呼吸器疾患などで貼り付ける薬の開発が進んでいる。

弱点としては、表皮の最上層部の角質層が物理的バリアーとなること。一般的に分子量が1000以上の物質は角質層を浸透しにくいといわれている。したがって、抗原を皮膚内に侵入させるためにリポソームを使用したり、アルコールなどで角質層の脂質を一部除去したりするなどの工夫が重ねられている。最近、大阪大学グループは、エアジェットという方法で、表皮にDNAワクチンを投与しつつあるが、金粒子にDNAワクチンをまぶす方法は以前よりよく報告され、私も経験はある。しかし、金を使わない方法が他より強い免疫がでるかどうか、詳細なデータをよく知らないし、その器具が多く得られない。

ワクチンができるまで

安全で有効なワクチンを開発するためには、さまざまな過程を経なければならない。そのおおよそのステップを図12に記載する。なお、下段には今回、超特急で開発が進んだ過程についても並記した。

①ウイルスなどの同定
②感染防御抗原部位（エピトープ）の決定
③動物による安全性、有効性の検討
④ヒトにおける安全性、有効性の検討
⑤国家によるワクチンの承認

①と②が済むと③に入る。③と④には多くの過程があるので、少し詳しく説明する。

図12 異常に早いワクチン開発

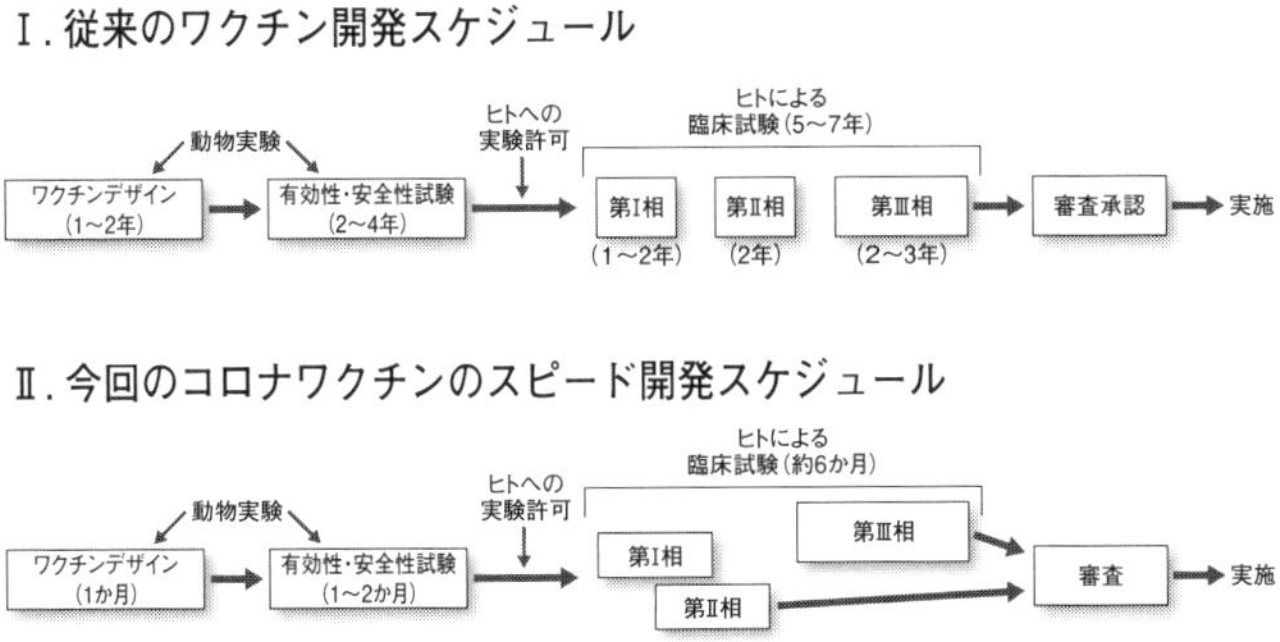

A 前臨床試験

③の試験には、まず小動物で有効性を確認し、次にヒトに近い大型動物を使ってワクチンとしての予防効果を検討する。ワクチン免疫による抗体産生や細胞性免疫の増加を測定し、病原体による感染を防御できるレベルまで上昇するかどうかを判定する。

多くの場合、最初にマウスを使用し、その後、マウス、モルモット、サル、チンパンジーなどが用いられる。

B 非臨床試験

医薬品の承認に必要な臨床試験の前に、ヒト以外の動物でいくつかの試験を行う。この段階以前で研究者が特許を取得して大企業と提携しないと、研究は進まない。

1　薬理試験

ワクチンによって起きる生理的な変化としての効力を裏付ける試験。その他の薬理の安全性、薬理的な薬物総合反応などを検討する試験も行う。

2　薬物動態試験

ワクチンの体内の吸収、分布、代謝、排泄を明確にするための試験を行う。

3　毒性試験

単回投与毒性、反復投与毒性、遺伝子に入り込む毒性、急性毒性など、さまざまな毒性があるかどうかを検査する。

新しく開発されたワクチンが「医薬品」として認められるには、規定に沿った行程が必要になる。Aの前臨床試験やBの非臨床試験を十分に行って膨大なデータを集め、効果と安全性が確認されてから、最終段階としてヒトを対象にした試験を行う。ヒトを対象にした臨床試験を行うには、国の認可が必要になる。認可を受けて行う試験を「治験」と呼ぶ。

治験には3段階がある。

C 治験

1 第Ⅰ相試験

少人数（通常10人程度）の健康な成人に対し、ワクチンの安全性と体内での動き（吸収、分布、代謝、排泄など）を調べる。ワクチン投与により、何らかの副反応が出現するかどうかを、多くのマーカーを使用して検討する。第Ⅰ相試験は、臨床薬理試験とも呼ばれる。

2 第Ⅱ相試験

数十人から数百人の患者を対象に、第Ⅰ相試験の結果により安全と考えられた同じ治験薬を使用。治験薬の有効性（血中抗体価）や安全性を調べ、投与量の比較などを行う。第Ⅱ相は探索的臨床試験とも呼ばれる。

3 第Ⅲ相試験

数千人から4万人の患者を対象に、第Ⅱ相で得られた臨床用推定量で有効性や安全性を確認する。プラセボワクチン（ワクチン製剤は入っていないが、見た目などで区別がつかない偽物）との比較も行って検証する。第Ⅲ相試験は検証的試験とも呼ばれる。

通常、ワクチンの開発には10～15年かかり、費用も最大１０００億円ほどかかる。

販売開始までの時間を短縮する「特例承認制度」

ワクチンが開発できても、さらに販売開始にこぎつけるまで時間がかかる。ワクチンの製造販売を申請してから販売開始に至るまでの手続きは**P89・図12の上段**の通りである。

日本では、ワクチンの製造・販売の申請を行ってから早くても1年以上、通常4年以上かかってしまう。今回の新型コロナウイルスの感染拡大のような緊急を要する場合には、大きなネックとなる。そこで薬機法（旧薬事法）では、「国民の生命及び健康に重大な影響を与えるおそれがある疾病のまん延その他の健康被害の拡大を防止するために緊急に使用されることが必要な医薬品」に対し、特例承認制度を設けている。対象の医薬品は、日本と同等の水準で品質や有効性、安全性を確保する承認制度のある国のものと定めている。

この特例承認制度を利用して、２０２０年には新型コロナウイルスの治療薬として、エボラ出血熱の治療薬として販売されていたレムデシビルが、申請からわずか3日で承認されている。ワクチンについても同様の手続きが取られた（2021年3月）。

なぜ新型コロナウイルスのワクチンが短期間でできたのか

通常は開発に10年ほどかかるワクチンだが、新型コロナウイルスのワクチンは1年前後という驚異的早さで海外では完成している。なぜ、こんなに早くできたのだろうか。

まず、弱毒生ワクチンや不活化ワクチンなど従来のワクチンと比べ、mRNAワクチンなど遺伝子工学を基に作られる核酸ワクチンは作製に時間がかからない。

たとえば、インフルエンザの不活化ワクチンを作る場合、ベロ細胞という培養細胞にウイルスを感染させて培養する。必要量のウイルスを培養できたら、採取して精製、不活化してワクチンの原液を作る。

一方、mRNAなど核酸ワクチンの場合、ウイルスの全遺伝子配列を約1か月で調べ、ワクチンに必要な部分を選択する。そして、mRNAが人体の中でウイルスの中和抗体産生部位（S抗原）タンパク質を作るように設計して、mRNAを人工合成する。弱毒生ワクチンや不活化ワクチンに比べ、ウイルス培養の手間がかからないのだ。

また、従来は前臨床試験から治験の第Ⅲ相まで、階段を上るように順番を踏んで開発されてきたが、今回は製薬企業が複数の試験を並行して実施することで時間を短縮している。これは数百億円以上という莫大な資金がなければできないことだが、各国政府や慈善団体、製薬会社などがワクチン開発のための資金を提供して可能となった。また、各国政府が事の重大性を鑑みて、一般的にmRNAなどが通常より迅速に認可に動いたことも短期化につながっている（P89・図12）。

そのほか、SARS（重症急性呼吸器症候群）やMERS（中東呼吸器症候群）など、別のコロナウイルスによる感染症が起きていたため、新型コロナウイルスと同様のワクチンの研究が進んでいたこと、DNAやRNAなど遺伝子医療が急速に発達して、mRNAワクチンに関する新しい技術の発見が多くあり、開発化させる研究が出現されていたこと。そうした背景があって、新型コロナウイルスのワクチンが短期間に完成できたと思われる。

ワクチンの有効性の評価

最後にワクチンの有効性の評価法についても簡単に紹介しておくこととする。

ワクチンの有効性の評価法には3種類ある。

1 免疫原性

接種した人の血清中の抗体価が、感染や発症を防ぐレベルに達した人の割合で評価する。

2 臨床試験での有効率

接種群と非接種群との発症率の差を比較する。注意してほしいのは、有効率90％という場合、「90％の人に有効で、10％の人には効かなかった」ということではないこと。非接種群の発症率よりも接種群の発症率が90％低かったという意味で、ワクチンを接種すると発症リスクが10分の1になるということだ。

また、発症率以外に重症化率や致命率を指標にする場合もある。

3 実社会での有効率

ワクチン接種が普及した後に、目的の感染症が実際にどの程度減少したのかを評価する。新型コロナウイルスのワクチンの場合、接種が開始されて時間があまり経っていないので、実社会での有効率の評価はこれからだ。

第 4 章

新型コロナウイルスに対して、どのワクチンが有効なのか

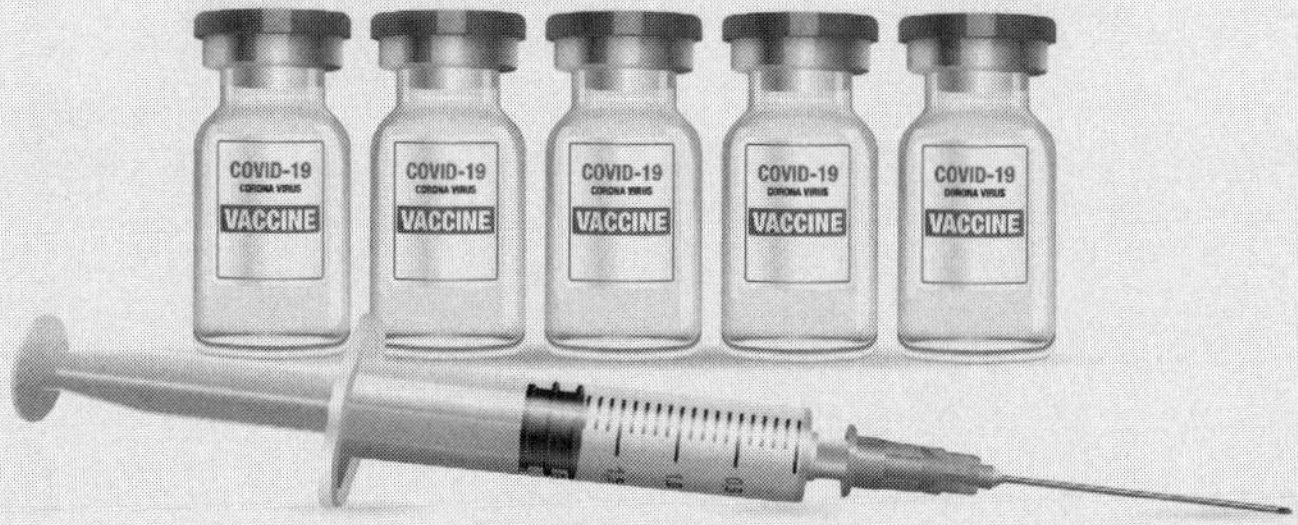

第2章では免疫システムについて、第3章では免疫システムを利用したワクチンの基本について述べてきた。そして、第4章では現在開発されている新型コロナウイルスのワクチンについて詳しく説明しようと思う。

新型コロナウイルスのワクチンの説明なので、すでにご存知の人も多いかと思うが、まずは新型コロナウイルスそのものについて簡単に述べておきたい。

新型コロナウイルス①
ウイルスの構造

細菌は細胞分裂することで自己複製して増殖するが、ウイルスはエネルギーを作るミトコンドリアがなく、タンパク質を作るリボゾームを持たないので、自分で増えることはできない。細胞に入り込み、宿主細胞（寄生する細胞）のエネルギーやタンパク質合成機能を借りて、自己複製する。

ヒトなど生物にはDNAが必ずあるが、ウイルスの場合はDNAを持つDNAウイルスとRNAを持つRNAウイルスに分かれる。DNAとRNA両方を持つウイルスは存在しない。

ウイルスの構造は、核酸（DNAあるいはRNA）がカプシドと呼ばれるタンパク質に取り囲まれている。さらに、エンベロープと呼ばれる膜で覆われたものもある。

ウイルスは細胞に侵入して自己複製し、最終的に宿主細胞から放出されるが、そのときに宿主細胞の膜を破って出てくることがあり、それがエンベロープとなる。そのエンベロープにはさまざまなタンパク質が突き刺さっていて、エンベロープタンパク質、あるいはスパイク（S）タンパク質と呼ぶ。

新型コロナウイルス②
ウイルスの侵入と増殖

ウイルスが細胞に侵入していくには、Sタンパク質の存在が重要になってくる。ウイルスはどんな細胞にも侵入できるのではなく、細胞表面にあるタンパク質（レセプター）とウイルスのSタンパク質が結合しないと侵入できない。レセプターとSタンパク質は鍵と鍵穴のような関係にある。ウイルスはそのレセプターを持つ細胞にしか侵入できないのだ（図13）。また、TMPRSS2といわれるタンパク分解酵素物質が宿主細胞よりS抗原を

図13　ウイルスの細胞内への侵入

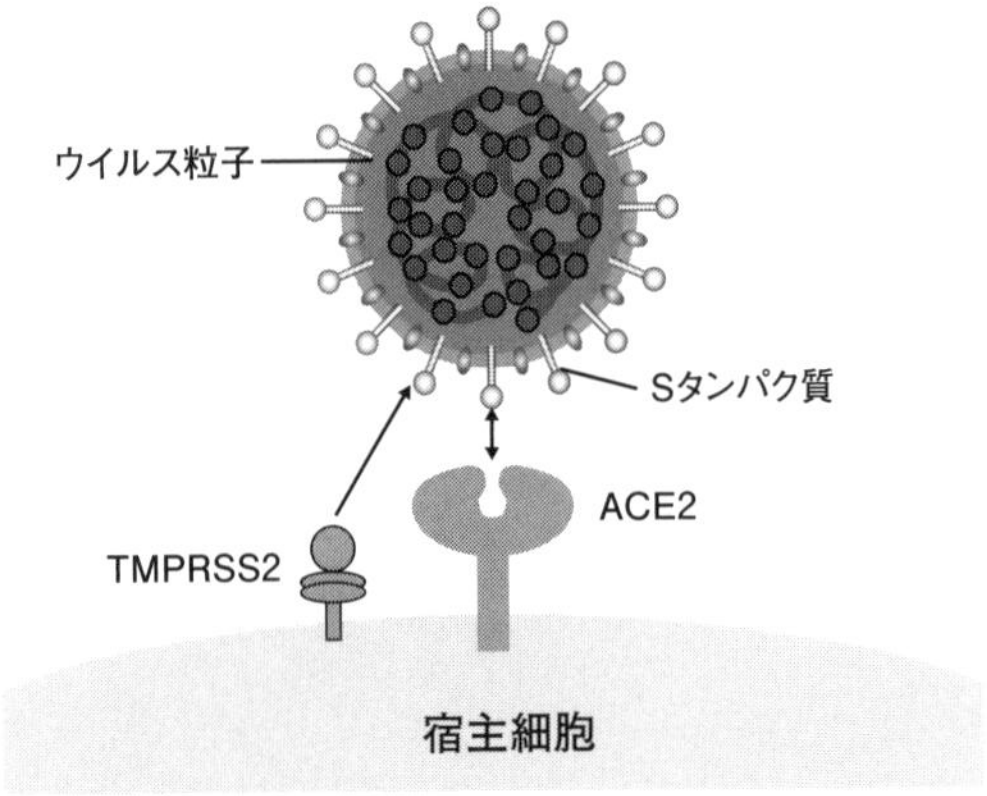

図14　コロナウイルスの増殖

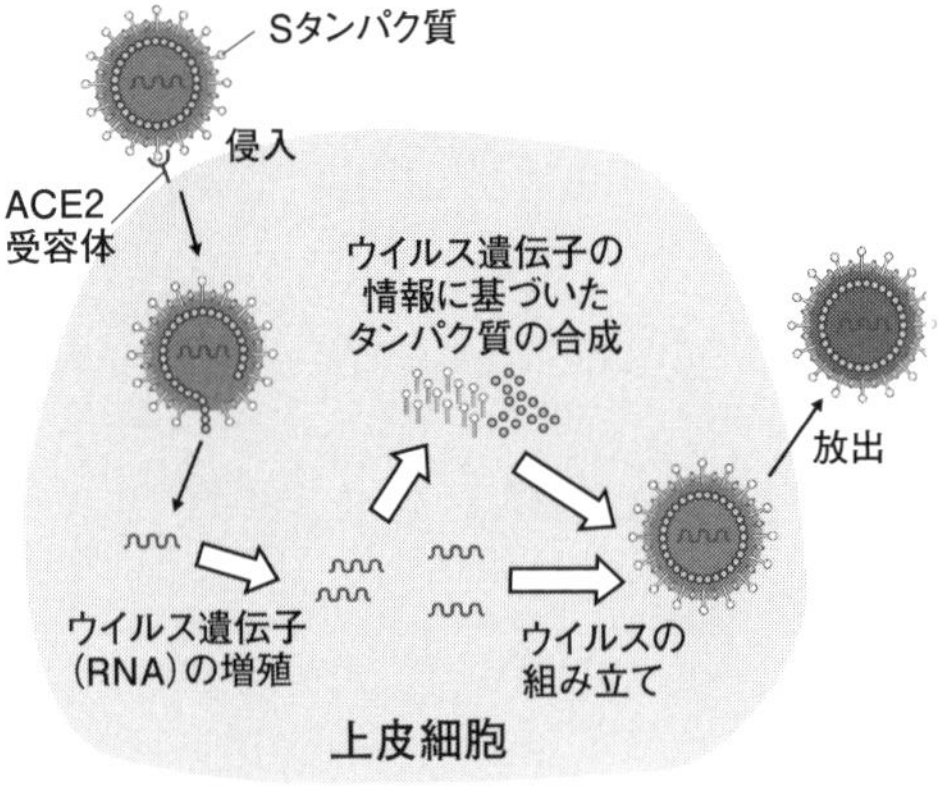

を分解している。

新型コロナウイルスの場合、Sタンパク質が細胞表面にあるACE2というタンパク質をレセプターとして結合し、呼吸器の粘膜に侵入する。宿主細胞内でRNAが放出され、新型コロナウイルスが増殖し、細胞外にどんどん放出される（図14）。なお、ウイルスに対する抗体は、SタンパクとACE2の結合を完全にブロックし、ウイルスが増殖不能となる（P61・図7）。

新型コロナウイルス③
新型コロナウイルスは7番目のコロナウイルス

新型コロナウイルスは、エンベロープを持つ1本鎖のRNAウイルスだ。

コロナウイルスという名前は、エンベロープに突き刺さっているSタンパク質の形状が、太陽の光冠＝コロナに似ていることから付けられている。

コロナウイルスは1960年代に発見され、風邪の原因の一つとして知られていた。そして、2002年に中国広東州からSARS（重症急性呼吸器症候群）が世界的に感染拡大した。2012年にはMERS（中東呼吸器症候群）がサウジアラビアで発生。SARSもMERSも新しいコロナウイルスによって発症することがわかった。

以前からわかっていたコロナウイルスが4種類、SARS、MERSを加えて6種類、そして新型コロナウイルスが7種類目のコロナウイルスということになる。

現在、新型コロナウイルスはSRAS-CoV-2と呼び、そのウイルスが引き起こす症状についてはCOVID-19と称している。COVIDとは「Corona（コロナ）Virus

コラム③

トランプ・アメリカ前大統領が受けたモノクローナル抗体治療

2020年秋、アメリカの大統領選挙の最中にトランプ大統領（当時）が新型コロナウイルスに感染し、治療を受けて回復したことは記憶に新しい。ホワイトハウスの庭で医師団が記者会見した様子は映画のようで、覚えている人も多いのではないだろうか。

このときにトランプ大統領が受けたのが、モノクローナル抗体による治療だった。P100・図13に示すように、Sタンパクに対する抗体は、コロナのSタンパクに結合する。そのため、感染細胞のACEレセプターと結合できず、もやはウイルスは増殖できなくなる。少し専門的になるが、その作製法を紹介しよう。その方法は確実に新型コロナを消滅させる。

新型コロナウイルスに感染し、完治した人のなかにコロナウイルスに対する強い中和抗体を産生するBリンパ球を持つ人がいる。その患者からBリンパ球を採取し、その細胞とBリンパ球のがん化した細胞との融合細胞（ハイブリドーマ）を作製する。

ポリエチレングリコール（PEG）という細胞融合物質を使い、2つの細胞を20分間ほどで融合させる。Bリンパ球どうしやがん細胞どうしは融合するが、片方だけの細胞融合ではアミノプテリンを含む細胞培地でなければ増殖しない。しかし、ハイブリドーマ細胞ならば増殖する。

ハイブリドーマのなかで最もよい中和抗体を産生する細胞を大量に培養し、モノクローナル抗体（単一の抗体）を作製する。このモノクローナル抗体の作製方法の発見により、ケラーとミルシュタインが1984年度のノーベル生理学医学賞を受賞している。

通常、抗体は抗原の一部分であるエピトープを認識するが、エピトープは複数存在するので、2種類以上の抗体の集合をポリクローナル抗体という。性能のよい特定の中和抗体を選んでモノクローナル抗体を作ることで、効率的にウイルスを中和できるようになる。また、少ない抗原でも大量の抗体が急性期にヒトに注入できるので、大きなメリットとなる。

そのほか、患者のリンパ球をEBウイルス（リンパ球をがん化させるウイルス）によって増殖させ、中和抗体を作製する方法もある。

いずれの方法も純粋なモノクローナル抗体が作製でき、確実に抗原ウイルスを中和できるため、他の抗コロナウイルス薬よりも非常に有効性が高い。

現在、新型コロナウイルス用モノクローナル抗体薬は、アメリカのリジェネロン・ファーマシューティカルズ社とイーライリリー社などから販売されている。日本国内でも武田薬品工業などが開発中だ。しかし、今のところ1回分100万円ほどの価格で、非常に高価であることが難点になっている。

（ウイルス）Disease（病気）」の略で、発生した2019年の19を付けたものである。詳細は前著『新型コロナウイルス終息へのシナリオ』で述べたので参考にしてください。

新型コロナウイルス④

変異した新型コロナウイルスに対するワクチン

今のところイギリスで出現しているウイルス、南アフリカで出現しているウイルス、ブラジルで出現しているウイルスなど、ほとんどの変異したウイルスに対する中和作用がmRNAワクチンでほぼカバーできるとの発表がある。なぜならmRNAワクチンの中和抗体価が著しく高いため、今のところの多くの変異はカバーできるとイギリスでは予想している。N501Y変異やE484K変異などがある。RNAウイルスは変異が多く出現してくるが、HIVウイルスなどに比べ、はるかに変異は少なく現在のSタンパクに対する抗体が中和作用を持つと思われる。しかし、このワクチンに抵抗するようなものが今後出現した場合にはそのウイルスのSタンパクシークエンスを基に、新しいmRNAを入れた

図15　スパイクSタンパク質の変異

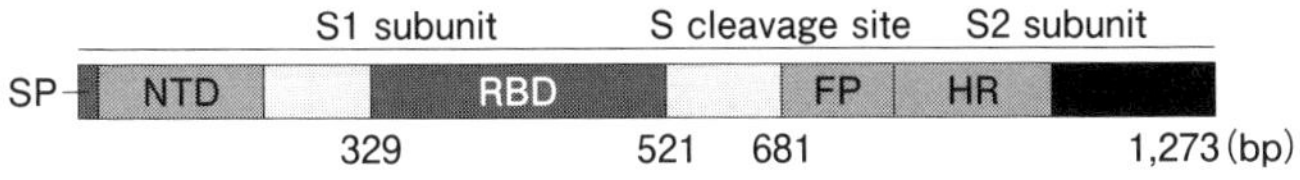

1. 上記の番号のアミノ酸が他のものに変化
2. 7か所のアミノ酸が変化し感染力が70%上昇（イギリス、南アフリカ）
3. 12か所のアミノ酸が変化（ブラジル）
4. スパイクタンパクの多少の変異により、免疫力が増加するものもあるが、mRNAワクチンはおそらくほとんどの変異ワクチンには有効と思われる

ワクチンを同時に入れればよいと思われる。ファイザー社も新しいバージョンも考えている。変異したウイルスに最も早く対応できるのはｍＲＮＡワクチンである。ワクチンとしてはエイズやインフルエンザなどのように、あまり多く変異しない。常に隔離や変異の検査も必要であり、その都度コロナウイルスの変異ワクチンをもう一度打つことになるかもしれない、あるいは最初から変異型ｍＲＮＡも入れておけばよいかは、現状では正確には予想しづらい（図15）。

世界のワクチン開発の現状

新型コロナウイルスワクチンは、世界各国で開発が進められている。実施中のもの、臨床試験中のものな

表4　新型コロナウイルスワクチンの開発状況

（AnswersNewsより）

開発レベル	国名	製薬会社	作製方法
実施中	アメリカ	ファイザー	mRNA
	アメリカ	モデルナ	mRNA
	ロシア	ガマレア研究所	ウイルスベクター
	イギリス	アストラゼネカ	ウイルスベクター
	中国	シノファーム	不活化
	インド	バーラト・バイオテック	不活化
	アメリカ	ジョンソン&ジョンソン	ウイルスベクター
Ⅲ相	アメリカ	ノババックス	組み換えタンパク
	中国	シノバック	不活化
	中国	カンシノ	ウイルスベクター
	ドイツ	キュアバック	mRNA
Ⅱ/Ⅲ相	アメリカ	イノビオ	DNA
	日本	アンジェス	DNA
	カナダ	メディカゴ	植物由来
	中国	クローバーバイオ	組み換えタンパク
	イギリス	グラクソスミスクライン	組み換えタンパク
Ⅱ相	なし		
Ⅰ/Ⅱ相	フランス	サノフィ	組み換えタンパク
	アメリカ	メルク	ウイルスベクター
	日本	塩野義製薬	組み換えタンパク
	イギリス	グラクソスミスクライン	組み換えタンパク
Ⅰ相	イギリス	インペリアル・カレッジ・ロンドン	mRNA
前臨床	日本	KMバイオロジクス	不活化
	日本	第一三共	mRNA
	日本	IDファーマ	ウイルスベクター

2021年1月19日現在

ど、主なものは**表4**の通りである。

現在のところ、接種を開始している新型コロナウイルスワクチンのなかで、比較的信頼がおけるのはアメリカのファイザー社とモデルナ社、イギリスのアストラゼネカ社の3社であった。最近、ジョンソン&ジョンソン（J&J）もアデノウイルス26型をベクターとして承認にたどりついた。2つはmRNAワクチン、他の2つはウイルスベクターワクチンである。

接種の実施に至るまで開発の経緯は、それぞれ次の通りだ。

ファイザー社はmRNAワクチンを開発し、2020年7月からアメリカなどで第Ⅲ相試験を4万人規模で実施。同年11月にアメリカやイギリス、カナダ、EUなどで緊急使用許可のもと接種を開始している。

モデルナ社もmRNAワクチンを開発し、2020年7月からアメリカで第Ⅲ相試験を3万人規模で実施。同年12月にアメリカで、2020年12月にイギリスとEUで接種を開始した。

アストラゼネカ社はオックスフォード大学と共同でサル由来アデノウイルスベクターワクチンを開発。2020年5月からイギリスで第Ⅱ相、第Ⅲ相試験を開始、6月からブラジルで第Ⅲ相試験を1万人規模で実施。8月からアメリカで第Ⅲ相試験を4万人規模で実施していた。2020年12月にイギリスで緊急使用許可が出て、接種を開始している。

3社以外では、アメリカのノババックス社は遺伝子組み換えタンパクワクチンを開発。2020年9月からイギリスで第Ⅲ相試験を1万5000人規模で実施。同年12月からアメリカなどで第Ⅲ相試験を3万人規模で実施している。

そのほか、中国で主に死菌ワクチンを、ロシアではアデノ5型ウイルスベクターワクチンを独自で開発しているが、正確な学術的情報の提供が多くはない。

出遅れた日本のワクチン開発

諸外国でワクチン開発が先行しているが、日本は大きく出遅れている。なぜ、こんなに遅れてしまったのか、その原因については第5章で詳しく述べる。ここでは、現在の日本のワクチン開発の現状だけを紹介する。

日本国内でトップを走るのは、創薬ベンチャー企業のアンジェス社だ。大阪大学などと共同でDNAワクチンを開発。国内8施設で第Ⅱ相、第Ⅲ相試験を開始している。大規模第Ⅲ相試験を2021年内に開始していきたいという意向だが、国内では臨床試験に現時点において数万人も集められるかわからない。

臨床試験に入っているのは、もう1社しかない。塩野義製薬で、国立感染症研究所などと共同で遺伝子組み換えタンパクワクチンを開発。2020年12月に第Ⅰ相、第Ⅱ相試験を開始したところだ。

他には第一三共が東大医科学研究所と共同でmRNAワクチンを開発、KMバイオロジクス社は東大医科研などと共同で不活化ワクチンを開発、IDファーマは感染研と共同でウイルスベクターワクチンを開発。それぞれ動物実験を行い、2021年に臨床試験に入る予定だ。私は国内で新しくコロナワクチンを開発するのは、〝時すでに遅し〟と思っている。しかし最近、神戸の会社やKK社などは国内工場でアストラゼネカ社のワクチンを

６か月以内に６０００万回分を作ると発表された。現在では、この方法ははるかに国民のためになる。

ファイザー社とモデルナ社のｍＲＮＡワクチンの効果

接種を実施しているｍＲＮＡワクチンを製造しているのは、ファイザー社とモデルナ社である。まず、公表されている両社の治験の結果を見てみよう。

ファイザー社は２０２０年11月に最終治験の結果、自社が開発したｍＲＮＡワクチンの有効率が95％だったと発表。ＷＨＯやＦＤＡ（アメリカ食品医薬局）が設定している基準は50％の発症防止効果なので、世界中で驚きの声が上がった。しかし、当初は詳しいデータが明らかにされず、詳細は不明であった。

２０２０年12月に医学雑誌にファイザー社の臨床研究論文が発表された。要約すると次のようになる。

「早期臨床試験では液性免疫と細胞性免疫の両方を誘導できることが示されていたが、症状のある感染症を防止できるかどうかわかっていなかった。

この試験（第Ⅲ相）では、約2万人にmRNAワクチンを投与し、約2万人にプラセボを投与した。両群とも21日間隔で2回投与している。

結果は、2回目の投与から7日以上経ってからCOVID－19を発症したのは、ワクチン接種群で8例、プラセボ（偽薬投与）群で162例であった。全体の有効率は95％だった。ただし、治験参加者が症状を自覚して検査のために来院することが前提なので、感染していても無症状の人はカウントされない。

mRNAワクチンの設計に必要なウイルスのRNA配列は、2020年1月に中国疾病管理予防センターが公開したものである。」

その報告の残る疑問点としては、ワクチンを接種した人は約2万人に過ぎない。数百万人、数十億人に増えたとき、予期せぬ安全性の問題が生じるのかどうか。2回の接種が必要だが、2回目の接種を受けられない人が出たとき、どうなるのか。ワクチンの効果はどれくらい持続するのか。無症状の感染も予防して感染拡大を防げるのか。治験に参加していない子どもや妊婦、免疫不全患者などはどうなのか。また、マイナス70℃での保管が必要なので、配送上の課題もあり、現在検討中と発表した。

モデルナ社は２０２０年11月に、ファイザー社に次いで自社のｍＲＮＡワクチンの有効率が94・５％であると暫定的な結果を発表。その後、12月にファイザー社と同じ「ＮＥＪＭ」に臨床試験結果を公表した。要約は次の通りだ。

「約３万人の対象者を、ワクチン投与群とプラセボ群に約1万５０００人ずつに分けた。28日間隔で２回、筋肉注射で投与した。投与後、症状のあるＣＯＶＩＤ−19が発症したのは、プラセボ群で１８５人、ワクチン投与群で11人であり、有効率は94・１％であった。ワクチン投与群での発症者11人は、全員軽症だった。重症者はプラセボ群で30人発生し、1人が死亡した」

残る疑問点はファイザー社とほぼ同じであった。プラセボ群でのみ重症者が発生したということは、このワクチンの重症化予防の可能性を示唆している。

ファイザー社とモデルナ社のワクチンはｍＲＮＡ由来で製造法は基本的にほぼ同じであ

る。

有効性は両社とも90％以上である。両社のワクチンの違いは、微量ナノ粒子に含まれている組成が多少異なるか、あるいはＲＮＡ最適化などかもしれない。しかし、ＤＤＳ（drug delivery system：体内の薬物伝達システム）や他の情報は企業秘密のため、正式に発表されていない。

モデルナ社のワクチンのよい点は、マイナス20℃で20日以上保存できることだろう。配送や保管に便利な点がメリットとなる。マイナス70℃の冷凍庫を持たない開発途上国などでも使用しやすいと思われる。

副反応については、アナフィラキシーというアレルギー性疾患（Ｐ１３７参照）はファイザー社が１００万人当たり11・１人の割合で出現すると公表。モデルナ社では３４００万人のうち１０８人が出現、約４００万人に10人に起こると報告している。インフルエンザワクチンでは１００万人に１人の割合で起こるので、比較すると頻度は少し多い。３月に入り、国内でのアナフィラキシーの発生頻度が増加中とのことだ。

しかし、アナフィラキシーは0・2㎖ボスミン（アドレナリン）や0・5㎖デカドロンなどのステロイド注射をすることで、現在は容易に治療が可能である。ワクチン接種後30分以内に異常がなければ重篤になることはほとんどない。アメリカなどではアナフィラキシー経験者やアナフィラキシーになる可能性がありそうな人には、ワクチンを中止するか投与後に30分ほど待機させる方法を取っている。アナフィラキシーが起これば、即座に医師が注射して治療している。極めて低い頻度のアナフィラキシーは他のワクチン接種でも起こす人には投与をしなければよい。

現在、ファイザー社、モデルナ社のワクチン接種が原因で死亡した例はない（2021年3月現在）。フィンランドで死亡したという報道があったが、詳細に調べたところ高齢者が肺炎を起こして死亡に至ったので、ワクチンの副反応ではないと結論付けられた。

イスラエルでは2021年1月現在、人口の30％を超える200万人以上がファイザー社のmRNAワクチンを接種。206万人以上が1回目の接種を終え、そのうち25万人ほどが2回目の接種も済んでいる。イスラエルの保健維持機構の調査では、1回目の接種から2週間ほど経った人では、未接種の人に比べ陽性率が30〜60%減少したという。その後の発表では、2回目の接種を受けて3週間以上経った人で感染が確認されたのは66人で重症者はいなかったという。2回接種群と未接種群との比較では、2回接種群の有効率は92%だった。約200万人以上という大規模な接種で、ファイザー社のmRNAワクチンの有効性が示されたことになる。

ファイザー社やモデルナ社がmRNAワクチンを完成できた背景には、遺伝子工学の発展がある。

たとえば、RNAの構成成分であるウリジンを修飾し、1メチルシュードウリジンに変更すれば、少量のRNAでもタンパク質を効率よく産生させることが可能だと判明したこと。また、mRNAの安定化や翻訳促進に重要な役割を果たすCap構造（真核細胞のmRNAの5末端に見られる修飾構造）だが、今までの転写したすべてのRNAにCap構造があるわけではない。しかし、すべてのRNAに新開発されたCapが付く方法が開発され、タンパク翻訳効率が著しく向上した。また、核酸RNAはTLRレセプターと反応しないことが判明した。

日本ＲＮＡ学会のサイトに投稿された島根大学の飯笹久氏の論文によると、ファイザー社のワクチンのｍＲＮＡは次のような構造になっているという。

「Ｃａｐ１は改良型になっている。5'UTR は human alpha globin 由来の配列である、この下流に新型コロナウイルスの感染に重要な Spike タンパク質のシグナルペプチド、さらにコード領域を組み込んでいる。コード領域には、K986P、V987P という２つの変異を挿入することで、中和抗体が産生されやすいようになっている。更に、3'UTR にはAmino-terminal enhancer of split（ＡＥＳ）という遺伝子に由来する配列と、ミトコンドリアの12Ｓリボゾームに由来する配列が挿入されており、これらの配列により RNA の安定化と翻訳効率の増加が行われる。この後には、polyA が付加されている。もちろん、ウラシルは全て１メチルシュードウリジンに置換されている。（中略）全長は４２８４塩基にもなる、長大なｍＲＮＡである」と述べられている。もちろん、企業秘密のため詳細は述べられていない。

ファイザー社のワクチンは、遺伝子工学の急速な発展の果実を生かし、10か月という短期間で完成させたことがうかがわれる。

アストラゼネカ社のウイルスベクターワクチンの効果

アストラゼネカ社は、イギリスのオックスフォード大学と共同で開発したウイルスベクターワクチンについて、有効率が70％であると暫定的な結果を発表した。要約は次の通りである。ワクチンウイルスは体内で生存するが増殖しない。

「イギリス、南アフリカ、ブラジルの3カ国で行った第Ⅰ相～第Ⅲ相の3つの臨床試験を統合し、参加者は合計で約2万3000人。プラセボ群には骨髄炎球菌結合型ワクチンか生理食塩水が投与された。1回目のワクチン投与で投与量が半量の試験もあったが、2回目は同じ投与量である。

2回目の接種後14日間を経過してのワクチンの有効率は、2回とも標準量を接種した群では、大量のワクチンを接種した群の平均で70・4％であった。初回投与後21日目からC

OVID－19で入院した症例では10例で、すべてプラセボ群であった。

通常の冷蔵庫で配送・保存ができ、低コストで製造できるので、低開発国などにも提供できる」


アストラゼネカ社のウイルスベクターワクチンは、チンパンジー由来のアデノウイルスが複製できないように遺伝子を削ったうえでベクター（運び屋）とし、新型コロナウイルスのスパイクタンパク質（Sタンパク質）を形成する遺伝子を組み込んだものだ。

副反応については、約2万人のワクチン接種群のなかで、接種14日後に発生した横断性脊髄炎が1件報告され、一時的に治験を中断したが、治験者が回復したことなどから治験を再開した。

有効率は70％とファイザー社やモデルナ社のmRNAワクチンよりも低いが、インフルエンザワクチンの有効率の50％程度より高く、ワクチンの有効率としては十分だと思う。mRNAワクチンに比べ、低価格で製造できること、免疫原性が高いので1回の接種でよいこともあり、ワクチンは常温保存も可能といったメリットである。一般的には、アデノウイルスベクターは、2度免疫すると、2度目は1回注射によるアデノウイルスに対する抗体ができ、2度目は効果が落ちるため、タンパクワクチンやmRNAワクチンなど別のウイルスワクチンを投与すれば有効性がさらに増すはずである。

ノババックス社のワクチンの特徴

日本政府はファイザー社、モデルナ社、アストラゼネカ社と契約し、ワクチンの提供を受ける。ファイザー社のワクチンは2020年10月から、アストラゼネカ社は2020年8月から国内治験を開始、モデルナ社も国内治験を2021年1月から開始した。

アストラゼネカ社は日本国内での生産も目指しており、ワクチンの原液はJCRファーマが製造し、その後の製品化は第一三共やKMバイオロジクスが担当する予定だという。

他にアメリカのノババックス社の遺伝子組み換えタンパクワクチンを、武田薬品工業が原薬から製造・販売する予定になっているので、ノババックス社のワクチンについても簡単に紹介しておこう。

ノババックス社の遺伝子組み換えタンパクワクチンは、新型コロナウイルスのSタンパク質の遺伝子をバキュロウイルスに挿入し、そのウイルスを昆虫の幼虫に感染させ、昆虫細胞で新型コロナウイルスのSタンパク質が多量に発現されて作製されたものだ。S抗原タンパクのみを精製し作製されたワクチンだ。

第Ⅰ相試験は18~59歳の健康な成人131人を対象とし、ワクチン投与群とプラセボ群に分けて比較している。ワクチンは3週間間隔で5μg《マイクログラム》（100万分の1g）、または25μgの容量で投与された。アジュバントを含んだ場合に免疫応答がよく、容量による明確な違いはなかった。副反応は主にアジュバントによって引き起こされ、倦怠感や頭痛が一般的な全身性副反応で、発熱は稀だった。現在、アメリカとメキシコで3万人を対象に第Ⅲ相試験をほぼ終了している。一般的には、mRNAワクチンより重篤な副反応が強いようだ。

中国シノバック社とシノファーム社のワクチンの特徴

欧米でのワクチン開発とは別に、中国やロシアでも開発が行われている。学術的に正確なデータがあまり公開されていないが、現在わかっている範囲のことを紹介しておく。

中国シノバック社が開発した不活化ワクチンの作製方法は、ミドリザルの腎細胞由来のベロ細胞を培養細胞として、その細胞にウイルスを感染させ、大きなタンクで新型コロナウイルスを大量培養し、主にホルマリンで不活化処理をしている。次に遠心機で細胞破壊された産物を取り除き、その培養液を濃縮し、大きなゲル濾過（小さなビーズが詰まっているフィルター）を通すと、ウイルスの分子量の大きいものは早く通過し、小さなものは遅く出ていく。そこでウイルスの分子量が最も多い層のウイルス由来タンパク質が60％前後のものを集め、さらに濃縮し、いくつかの方法で精製してワクチンの原液としている。

2020年11月に、第Ⅱ相試験の結果が医学雑誌『ランセット』に報告された。要旨は次の通りである。

「18～59歳までの健康な成人を対象とし、水酸化アルミニウムをアジュバントとして添加したワクチンを、3μgと6μgの容量で2週間または4週間の間隔で2回接種した。プラセボ群には生理食塩水を使用。

ワクチンの安全性は優れていて、どちらの容量でもプラセボ群と同等であった。重症な副反応は見られていない。全体として90％以上の個人が抗体保有状態になった」

その後、インドネシア、トルコ、ブラジルで第Ⅲ相試験を実施しているが、各国政府などが発表した有効率にはバラツキがある。インドネシアでは有効性が65％だが、治験参加者は1620人と少ない。トルコでは91・25％であるが、これも参加人数が少ないという。ブラジルでは1万3000人が参加して50・38％だったとサンパウロ州が発表している。学術的に正確な情報がないので、正しい有効率は今のところ正確にわからない。今のところ、4000万人以上がワクチンをしたとメディアで発表している。

シノファーム社のワクチンは、ウイルスの増殖性を失わせるβプロピオラクトンを使った不活化ワクチンだ。第Ⅰ相と第Ⅱ相試験について公表している。

18～59歳を対象に、第Ⅰ相試験では4週間間隔で水酸化アルミニウムをアジュバントとして添加した5μg、または10μgのワクチンを注射。第Ⅱ相試験では同様の方法で5μgのワクチンを2週間、3週間の間隔で接種した。現在、第Ⅲ相試験を終了させて、世界中数千万人に注射を行っている。

中国の不活化ワクチンの作製方法は、インフルエンザワクチンなどで使用する方法であり、最も作製しやすい方法である。コロナウイルスは人工的な培養がやさしく、大量にウイルスを集められる利点がある。中国が国家を挙げて支援していることが、早期に開発にたどりついた要因であろう。また、世界外交の切り札の一つとしている。

中国の微生物学の学術レベルは最近それなりに高くなっているので、極めて重い副反応が出る可能性は少ないだろう。基本的によいワクチンと考えられるが、副反応の報告が正確でなく、しかも副反応がゼロという報告まである。私はワクチンに副反応がゼロということはあり得ないと考えているので、中国のワクチンの報道には少々の疑問を持っている。

臨床試験の報告が十分でないロシアのワクチン

ロシアは2020年8月に、モスクワのガマレヤ研究所が開発したウイルスベクターワクチンを、世界で初めて新型コロナウイルスワクチンとして承認、使用を許可した。この時点で第Ⅲ相試験は実施されていなかった。ロシア政府が国力を示威し、政治的に優位な立場に立つための国策と思われる。しかし、種々の動物実験も、第Ⅰ相、第Ⅱ相試験も十分な形で行われていないようだ。第Ⅰ相試験は18歳から60歳までの健康な成人38人が対象で、3週間の間隔をあけて2回投与された。全員に抗体が生成されたというが、あまりに対象者が少ない。こんな状況で、いきなり接種を始めるのはあまりにも非科学的である。

遅ればせながら2020年11月に発表された第Ⅱ相試験の結果は、1万6000人の参加者に2回接種し、92％の有効率だったという。しかし、詳細なデータの公開はない。

ロシア国内では医師や教師など10万人以上に接種し、2020年12月には病院職員などに規模を拡大し、2021年1月には全国民を対象にした接種を開始している。

ガマレヤ研究所が開発したウイルスベクターワクチンは、ベクターとしてアデノウイルス5型（Ad5）と26型（Ad26）の2種類を用いているようだ。Ad5は一般的な風邪のウイルスをベースにしたものであり、すでにアデノ5型に対して、免疫を持っている人が多いため、Ａｄ26と組み合わせたのだろう。Ａｄ５は作りやすいが、あまりにも多くの人が抗Ａｄ５に対する抗体を持っているため、十分な予防効果を得る人は必ずしも多くないと思っている。この点、Ａｄ26ベクターは、感染者は少ないので、これと結合して使用するのがよい。アメリカのジョンソン＆ジョンソン（Ｊ＆Ｊ）社のものはＡｄ26なので、このほうが多くの人に有効である。１回注射でも70％以上有効であるとのことで、利便性に優れている。

どのワクチンがよいのか？

私が一番注目しているのは、モデルナ社とファイザー社のｍＲＮＡワクチンである。ｍＲＮＡワクチンを開発して成功したのは、歴史的にも快挙であり、有効性を証明できたのは大きな進歩であると思う。

ｍＲＮＡワクチンのメリットを、あらためて次に挙げてみる。

①DNAからRNAへの変換作業がなく効率的に体内で抗原タンパク質が作られること。
②Sタンパク質の形状が作られるだけなので、新型コロナウイルスを発症しないこと。宿主であるヒトの細胞に遺伝子が組み込まれたり、DNAに作用したりすることもなく、ヒトの遺伝子を変化させることはない。
③細胞表面に現れたSタンパク質と体内の免疫細胞が結合し、抗体を作る液性免疫と免疫細胞が異物を直接攻撃するキラーT細胞などを含む細胞性免疫の両方を誘導できること。
④もともとmNRAは分解されやすいもので、接種後の抗原発現は一過性であるため、体内における存続は限定的であること。
⑤従来のワクチンが効かない変異型ウイルスが出現しても、変異した部分を取り入れたmRNAをすぐに作製できること。
⑥モデルナ社もファイザー社も、今のところ重大な副反応はあまり多く報告されていない。

今まで発表された論文などを読む限り、ｍＲＮＡワクチンは理論的にすばらしいワクチンだと思う。そして、数万人規模の第Ⅲ相試験やその後に世界各国ですでに1億人近くに実施された接種の実績を見ても、アナフィラキシー以外、重大な副反応も報告されておらず十分な効果があるように思われる。

ｍＲＮＡワクチンの基本的構造については第3章で説明したが、ここでｍＲＮＡワクチンの作用機序などについてもう少し詳しい説明を加えておこうと思う。

新型コロナウイルスワクチンの今後の課題

新型コロナウイルスのｍＲＮＡワクチンは、筋肉注射によって接種が行われる。ｍＲＮＡワクチンに限らないが、筋肉注射の投与経路は、下気道（気管から肺まで）を保護するＩｇＧを産生させるが、上気道（鼻、口、喉頭まで）を保護する分泌型ＩｇＡの応答の誘導は弱い。したがって下気道の免疫応答は強いものの、上気道の免疫応答を誘導しない可能性もある。これはサルなど大型動物を使用した実験で裏付けられている。

コラム④

mRNAワクチンの発現機序のメカニズム

コロナウイルスのSタンパク質から、Sタンパク質のmRNAを人工的に合成する。次に脂質ナノ粒子にmRNAを封入し、mRNAの分解を妨げるとともに体内の細胞に侵入しやすくする。さらにmRNAワクチンを2回、筋肉注射で接種する。筋肉細胞などに侵入したmRNAワクチンは、細胞内のタンパク質工場であるリボゾーム内でタンパク質に翻訳され、筋細胞より放出される。

さらにメカニズムについて経過を追って記載する。

①筋肉細胞の表面に現れた抗原は、まず免疫反応の主役である樹状細胞に取り込まれる（下図）。

②取り込まれた抗原は樹状細胞内で分解されてペプチドになり、これが細胞表面にあるMHCというタンパク質と結合して樹状細胞の表面に発現する。

ワクチンの抗原ペプチドが新型コロナウイルスを排除するまで

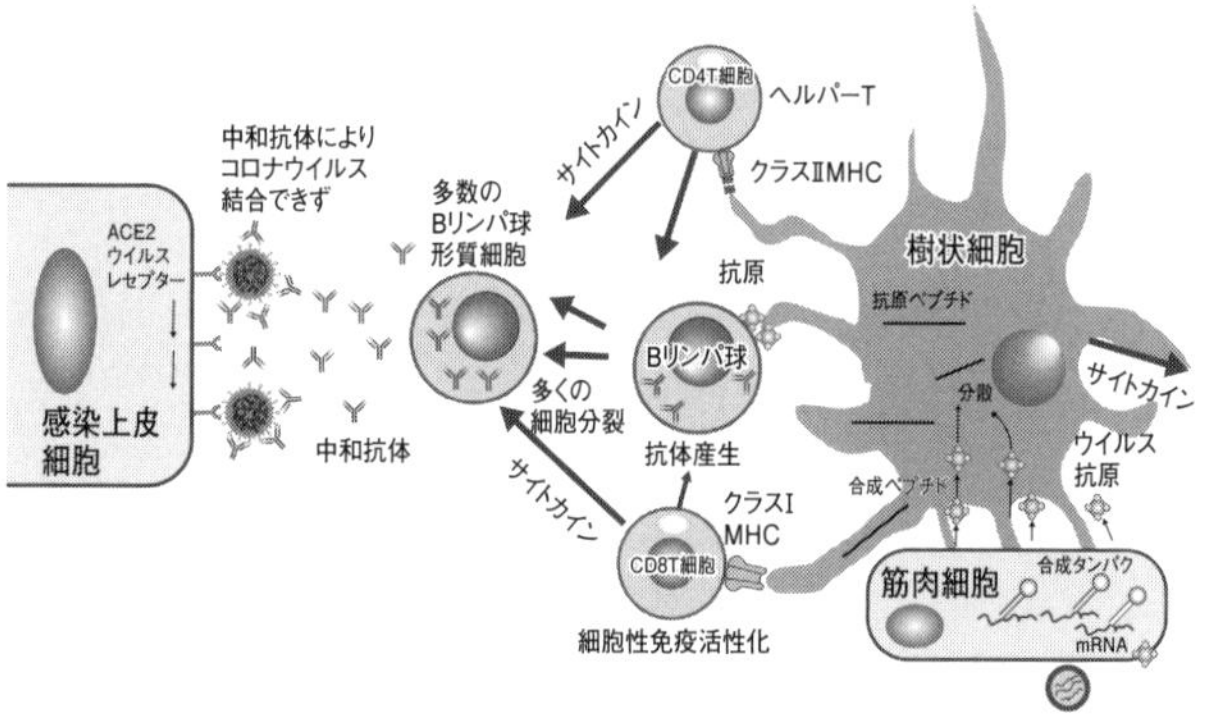

③MHCクラスⅠと結合した抗原ペプチドは、CD8陽性T細胞に認識されて、炎症性サイトカインを産生するほか、CD8T細胞はキラーT細胞となって感染細胞の殺傷や除去に動くなど、細胞性免疫の応答をする（P49・図4）。

④MHCクラスⅡと結合した抗原ペプチドは、CD4陽性T細胞に認識されて結合し、CD4T細胞はヘルパーT細胞となり、炎症性サイトカインを産生し、Bリンパ球を刺激する。

⑤抗体産生の刺激を受けたBリンパ球は、特異抗体を産生し、その同一のBリンパ球が多く分裂して、さらに一部は抗体産生をする形質細胞と変化し、多量の抗体を産生する（P47・図3）。

⑥Bリンパ球、形質細胞は新型コロナウイルスの感染中和抗体を産生し、新型コロナウイルスの感染上皮細胞から放出された新型コロナウイルスSタンパクに結合。中和抗体と結合した新型コロナウイルスは上皮細胞にACE2レセプターを介して結合ができず、ウイルスは自然に体内から消滅していく（P61・図7）。つまり、感染防御の応答をすることになる。

中和抗体の量についてであるが、ウイルスに対する中和抗体がどの程度出ているのか定量したところ、mRNAを使ったワクチンでは非常に高い中和抗体が出現していることが報告されている。

また、接種が始まったばかりなので、ワクチン免疫がいつまで続くのか正確なところはわからない。先進国でのワクチン接種がひと通り終わる2021年夏以降でないとはっきりしないであろう。mRNAワクチンは、インフルエンザなどと同様に少なくても半年以上は免疫が続くのではないかと予想する。他方、低開発国には十分ワクチンが行き渡らず、その地域にクラスターとして残り、感染を起こすかもしれない。

接種が進めば、高齢者にｍＲＮＡワクチンがどれだけ反応するのかについても、判明してくるだろう。ｍＲＮＡワクチンは抗原性が高いので、高齢者層の抗体産生の弱さを考えなくてもよいのではないかと思う。

現在、子どもへの接種は実施されていないが、日本国内では子どもへの接種には安全性に対してより慎重な姿勢が求められるため、実施するならｍＲＮＡワクチンでは低容量で十分ではないかと思う。

そのほか、ワクチンの製造体制への懸念もある。世界的な需要としては、１人２回接種するとすれば１６０億回分のワクチンが必要になる。メーカーが地理的に偏在せずバランスよく存在することも大切になる。ワクチンそのものはもちろん、大量投与を考えれば注射器など関連機器も同様の態勢が必要である。

また、市場向けに大規模生産したことのないメーカーの場合、製造や流通時に予期しない問題点が出てくるかもしれない。ｍＲＮＡワクチンの場合は、冷凍での配送・保存が必要なため、マイナス70℃の超低温冷凍庫を持たない発展途上国では接種が難しいだろう。中国の弱毒生ワクチンは超低温冷凍庫が必要でなく低価格なので、発展途上国では中国の弱毒生ワクチンなどが活用されるだろう。

ファイザー社やモデルナ社のmRNAワクチンに比べ、アストラゼネカ社のウイルスベクターワクチン、J&J社のウイルスベクターワクチンなどは、臨床試験やその後の一般向け接種によって十分と思われる安全性を示しているが、少し効果が劣っていると思っている。今後、さらに副反応の少ないワクチンが開発されて置き換わる可能性もあるだろう。また、一般的にウイルスベクターワクチンは、2度打っても2度目の免疫があまり上がらないこともある。

なお、イギリスなどの変異型ウイルスが日本にも入ってきて、クラスターも発生して心配する人も多くいる。しかし、今のところワクチンが変異種に効いていないという報告はイギリスなどからはない。1年後くらいに、今のワクチンに抵抗力のある変異型ウイルスが出てくるかもしれないが、mRNAワクチンはスピーディーに対応できるのだから、そのときは変異型のｍＲＮＡに変えたワクチンを新たに作製すればよい。

私はマスコミが騒ぐほど、変異型ウイルスの出現はワクチン製造にはあまり大きな変化は必要ないと思っている。

第 5 章

ワクチン後進国から脱却を

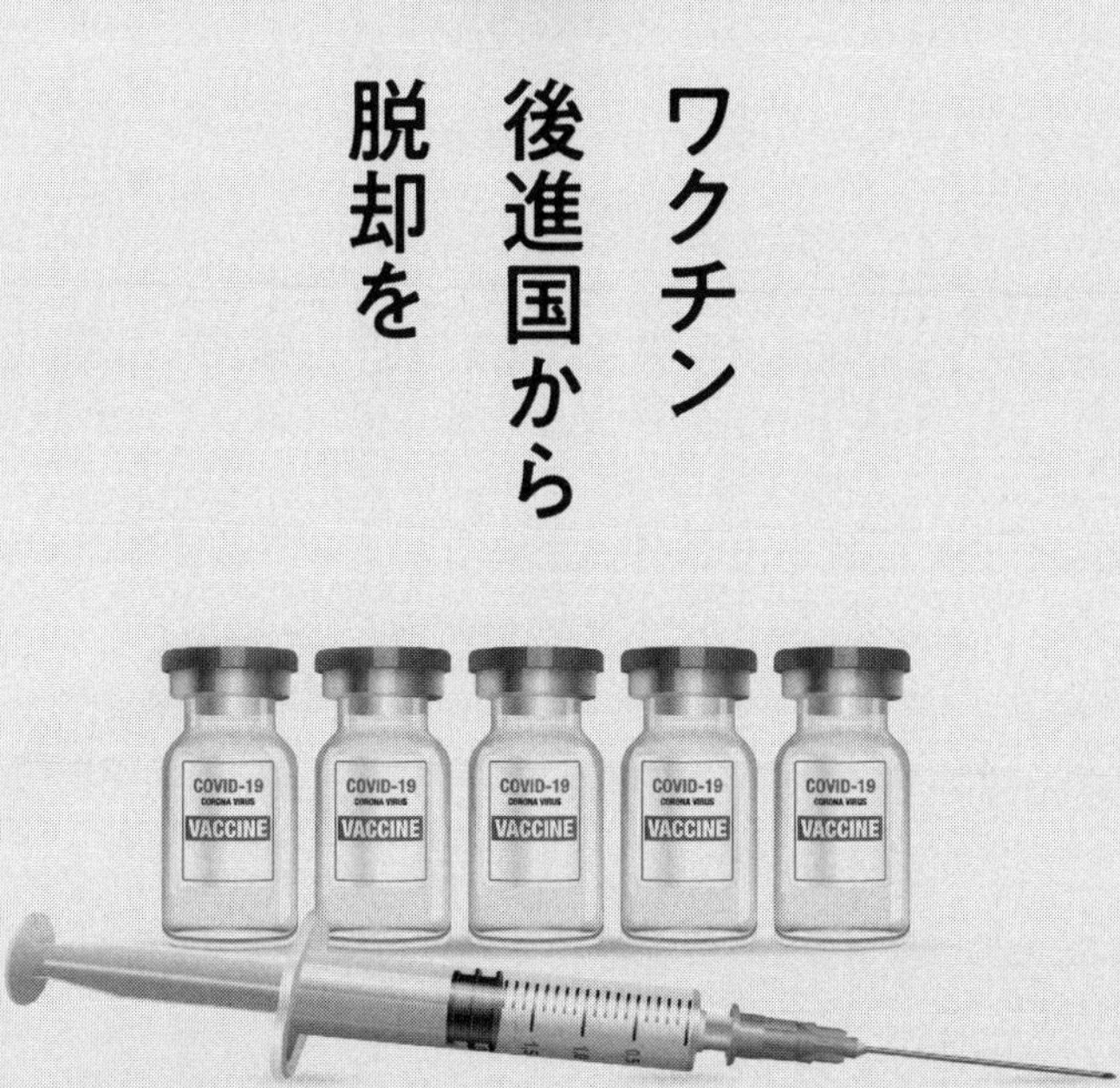

新型コロナウイルス感染症の予防接種

我が国でも2021年2月にファイザー社のワクチンが承認され、医療従事者向けの接種が始まった。続いて65歳以上の高齢者、高齢者以外で基礎疾患がある人や高齢者施設などで働いている人、それ以外の人という順番で接種が行われる予定だ。接種が受けられるのは、基本的に住民票がある市町村の医療機関や接種会場となる。

極めて稀ではあるものの副反応による健康被害が生じる可能性がゼロではないため、救済制度が設けられている。予防接種によって健康被害が生じ、医療機関での治療が必要になったり、障害が残ったりした場合、予防接種法に基づく救済（医療費・障害年金などの給付）が受けられる。

ワクチンの副反応について

第1章でも述べたが、日本ではワクチンの副反応への懸念が強い。そこで、副反応について少し詳しく述べておきたい。

まず、「副反応」という言葉の説明から始めよう。薬の「副作用」という言葉は、皆さんもよく知っていると思う。副作用とは、治療薬を使用したときに起こる好ましくない作用を指す。ワクチンの場合は、接種したときに起きる免疫を付与する以外の、好ましくない作用を副反応と呼んでいる。

ワクチンの場合は、なぜ副作用ではなく副反応なのか。ワクチン接種によって免疫応答が生じ、その結果として出る症状だからだ。ワクチンを打つと、体内に異種タンパク質が入ることで体が反応して炎症性サイトカインなどを産生し、鼻水、発熱、体のだるさなどが生じる。したがって、ワクチンそのものによる副次的なものではなく、免疫応答による好ましくない反応という意味で「副反応」という言葉が使われている。

ワクチンの種類によって副反応はさまざまだ。また、1度目の接種によって体内にある程度免疫状態が樹立されているため、2度目の接種のときに副反応が強く出るのが一般的である。

通常の治療薬の副作用は化学的な反応で、副作用を避けるために別の医薬品を使うこともできる。しかし、ワクチンの副反応は接種した人の免疫応答によって起きるので、予想のつかない副反応が起きる可能性がある。免疫反応は個人差が大きく、一人ひとり違うので副反応をゼロにすることはできない。

また、ワクチンの臨床試験結果の情報に、「有害事象」という言葉が出てくることがある。有害事象とは、ワクチン（医薬品）との因果関係がハッキリしないものも含め、ワクチン（医薬品）を投与された人に生じる、あらゆる好ましくない症状、意図しない症状を総称する言葉だ。たとえば、ワクチン投与後に頭痛がしたとして、ワクチン接種のために生じたのか、ストレスや気圧の変化などによるものなのか、ハッキリしない場合などが挙げられる。

有害事象のほうが範囲の広い概念であり、副反応も有害事象に含まれるので、有害事象の割合は大きくなる。臨床試験の結果などを参考にする場合、有害事象と副反応の違いを認識しておいてほしい。

アナフィラキシー症状と、その対応

ワクチンによる副反応で多いのは、腕などの痛み（75％）倦怠感（50％）、頭痛（44％）、発熱（25％）であるとイギリスなどの報告もある。しかし、通常は1～2日で治まる一過性のものだ。一方、極めて稀ではあるが、深刻な症状が出る場合もある。

代表的な重い副反応はアナフィラキシー症状だ。

アレルギー反応によって急激に起き、吐き気、血圧低下、意識障害、血中酸素濃度の急速な減少によるショック状態などが生じる。医師がただちに対応しないといけないが、ボスミンなどのアドレナリン注射、さらにはデカドロンなどのステロイド注射をするなど適切な薬剤投与によって症状は治まる。

食物アレルギーなどでもアナフィラキシー症状が出ることがあり、そうしたアナフィラキシー経験者の一部がワクチンを受けることでアナフィラキシー症状が出ることが多いようだ。しかし、アナフィラキシー経験者ではなくても、何らかのアレルギーがあるとアナフィラキシーを起こす可能性があるので、通常の問診だけではなく、万全を期すにはワクチン接種の前にアレルギー検査を行うなどの前に問診をしっかりする必要もある。

ワクチン接種後15〜30分ほど経っても異常がなければ、重篤な状態に陥ることはまずない。2021年1月に厚生労働省と川崎市による集団接種の模擬訓練が行われた際には、接種後に体調の変化がないかを診るため、会場内で15分以上経過観察したという。そのような配慮をすれば、重篤化することはほぼない。

その他の副反応

今のところmRNAワクチンではほぼ報告はないが、ウイルスベクターワクチン、次に出るタンパクワクチンなどで出現してくる可能性について述べておく。

●ギラン・バレー症候群

全身の筋力低下が起こり、自力で動くことができなくなり、呼吸ができなくなる。病原体など微生物の侵入によっても発症する。1976年にアメリカでインフルエンザワクチンの接種後に数十人が発症した。しかし、その後に100万人当たり1人程度であることがわかった。数十人に症状が出たのは、ワクチン接種前に微生物が体内に入っていた可能性などが指摘されている。現在ではワクチンの副反応でギラン・バレー症候群が生じることは極めて少ないといわれている。

●脊髄炎

神経の束である脊髄に炎症が起きた状態が脊髄炎である。ワクチン接種によって、横断性脊髄炎（脊髄の一部が横方向にわたって炎症を起こす）や脳脊髄炎などが生じることがある。アストラゼネカ社の第Ⅲ相試験で脳脊髄炎のような症状が出たと報道され、一時試験が中止されたが、その被験者には生理的食塩水が打たれていたことが判明し、試験が再開された。ｍＲＮＡワクチンでは脊髄炎の報告はない。

●脳症

鶏の卵である発育鶏卵でワクチンのウイルスを培養していたため、ワクチンの抽出液に卵のタンパク質が残っていて、脳症を起こすことがあった。最近は発育鶏卵であまりワクチンの製造が行われていないので、脳症の発症もより少なくなっていると思われる。mRNAワクチンでは報告はない。

新型コロナウイルスワクチン、mRNAワクチンで考えられる副反応について

ワクチンは健康な人間に異物を導入するものである以上、副反応をゼロにすることはできない。ただし、ファイザー社とモデルナ社のmRNAワクチンに関していえば、重大な副反応が出る可能性は非常に低いと思う。

副反応として考えられるのは、mRNAを脂質ナノ微粒子の膜で覆って投与するため、脂質ナノ粒子、とくにPEGに対する反応として発熱などが出る可能性だ。この脂質ナノ微粒子は、基本的に体内にある脂質と同質のものであり、子宮頸がんワクチンなどよりも副反応が起こりにくい。

また、筋肉注射による投与なので、注射行為に対する反応が出るかもしれない。私がか

って行った動物実験でも何例かあった。ウイルスベクターワクチンや遺伝子組み換えワクチンの場合、必ずしも筋肉注射の必要はなく、皮下注射でよいものもある。

筋肉注射は免疫応答が強くなるが、腫れや筋肉痛、神経障害、全身倦怠感などの副反応が出る頻度がやや高くなる。軽いものも含めると、50％ほど出るという報告もある。しかし、こうした副反応が強い人ほど、免疫原性が高いことは臨床試験でも多く証明されている。症状が強い場合は、消炎鎮痛剤を使用すれば、簡単に治まることがほとんどである。

DNAワクチンの場合、アジュバント（薬物による効果を高めたり補助したりする目的で併用される物質・成分の総称）がなければ免疫原性が弱くなってしまう。ジーンガン（遺伝子銃）と呼ばれるものを使って投与すれば、副反応があまり多くなく、免疫原性が数倍高くなることがわかっている。大阪大学などが開発しているDNAワクチンではジーンガンが有効であるが、機器が必要なため、多くの人に一度に打てないだろう。

副反応に対する日本のマスコミの偏った報道

日本でワクチンの副反応への懸念が強いのは、過去のワクチンの副反応への報道の影響があるように思う。

一例を挙げれば、子宮頸がんのワクチンである。子宮頸がんの原因の90%を占めるのはＨＰＶ（ヒトパピローマウイルス）感染である。日本では２０１０年から中学1年〜高校1年までの女子を対象に、公費で助成するＨＰＶワクチン接種が行われ、２０１３年から定期接種となった。

ところが、接種後に広範囲な疼痛や運動障害など多様な症状が報告され、マスコミで大きく取り上げられると、厚生労働省は２０１３年6月に接種の積極的勧奨の一時停止を発表。現在も積極的勧奨の停止は継続されたままになっている。

しかし、ワクチン接種後に報告された多様な症状（頭痛、倦怠感、関節痛、筋肉痛、筋力低下、運動障害、認知機能の低下、めまい、月経不整、不随意運動、起立性調節障害、失神、感覚鈍麻、けいれんなど）について多くの解析が行われたが、今までワクチン接種との因果関係を科学的に示したものはない。また、国内の890万回接種（約338万人）を対象とした有害事象を検討したところ、症状が未回復であったのは10万人あたり約5人であったという。0・005％である。厚生労働省も積極的勧奨を一時停止した際、同時期に「専門家の会議において、これまでに収集された医学的情報をもとに分析・評価され、ワクチン接種の有効性と比較したうえで、定期接種を中止するほどリスクは評価されなかった」と発表している。つまり、医学的見地からではなく、マスコミ報道による世論に忖度して積極的勧奨の一時停止を決めてしまったということだろう。

ワクチンの副反応だとするセンセーショナルな報道や厚生労働省の積極的勧奨の一時停止により、2002年生まれ以降の女子では1％未満という極端に少ない接種率になってしまった。その一方で、子宮頸がんによる死亡者は毎年3000人程度いる。2020年に大阪大学などのグループが、接種率が減った影響で、将来、子宮頸がんを発症したり、死亡したりする人が、勧奨を止めなかった場合に比べて発症者が約1万7000人、死亡者が毎年約3000人増えるという推計を発表している。

　私はワクチンの副反応について報道するなと言っているのではない。副反応は情報公開されるべきであるし、報道によって副反応を生じた人たちへの救済措置が迅速に行われるなどのメリットがあるだろう。しかし、ワクチンによる副反応であるかどうかの科学的検証には見向きもせず、情緒的に取り上げるだけで、子宮頸がんによって命を落とす人の多さやワクチンによって命を救える可能性が大きいことを伝えないのは、あまりにも偏った報道なのではないだろうか。厳しい言い方をすれば、命を軽視する報道姿勢ともいえるのではないだろうか。私は注射のやり方ほか、日本では思い切ってmRNAワクチンに切り替えればよいと思っている。

　ワクチン接種によって組織診による子宮の異常率が下がるなど、国内外でHPVワクチンが有効であることを検証する研究が続々と発表され、2020年には世界90か国以上で国の予防接種プログラムとして実施されている。WHOもHPVワクチンの安全性を検討したうえで、積極的な接種を奨めている。積極的勧奨の一時停止を続ける日本に対し、

2015年にWHOは「日本政府の決定は不十分な根拠に基づくものであり、安全で効果的なワクチンが使用されないことにより、結果的に真の害を及ぼす」と表明した。同年、日本産婦人科学会もHPVワクチン接種の推奨再開を求める声明を出している。

しかし、日本の多くの人たちに報道によるイメージが残ってしまい、漠然と「ワクチンの副反応は怖い」と思ってしまっているようだ。ワクチンは場合により副反応はあるが、人類を脅かす新型コロナ感染症から人々を守ることこそ大きなメリットがあることを、冷静に理解していただければと思う。

今回の新型コロナウイルスのワクチンだけでなく、近い将来に起きるかもしれない未知の感染症に対しても新しいワクチンができることだろう。そのたびに情緒的な報道に惑わされず、科学的知見に目を向け、一人ひとりが考えるようにしてほしいと願っている。

このような国内の報道も多く、ワクチン開発は低迷している。

輸入頼みの日本はワクチン三流国

諸外国は感染症対策を戦争やテロに匹敵する国家の安全保障の問題と認識し、以前からワクチン開発に巨費を投じてきた。しかし、日本政府は感染症に対する危機感がなく、ワクチンなど海外から輸入すればよいと安直に考えていたに違いない。副反応への対応などでマスコミの批判にさらされるのを嫌い、日進月歩で進化しているワクチンに対して積極的に取り組んでこなかったのだ。今回の新型コロナウイルスのパンデミックによって、そのツケが回ってきたことは、誰の目にも明白になった。

WHOによると60を超える新型コロナウイルスワクチンが臨床試験を行っているが（2021年2月現在）、日本の国産ワクチンで臨床試験にたどりついているのは2社のみだ（P109参照）。

結局、外国製のワクチンに頼らざるを得ないのが現状だ。海外3社とワクチンの供給を受ける契約を結んだのはよいが、世界的な需要に対して製薬会社の製造が間に合わなくなり、各国の争奪戦が始まってしまった。「できるだけ早く」「できるだけ多くの人に」接種することが、感染症の終息につながるのだから、各国が必死になるのは必然だ。そうした状況下では、どうしても自国第一主義が出てきてしまう。2021年1月、EUでは域内で製造されたワクチンの輸出規制を発表。イギリスのアストラゼネカ社製のワクチン製造の遅れで、イギリスに優先的に供給されるのを防ぐ狙いともされる。日本で最初に医療者向けに接種するファイザー社のワクチンは、ベルギーの工場から出荷されるので、2月より極めて少数しか手に入ってこない。海外からの輸入頼みであれば、今後もワクチンの安定供給は望めないであろう。

日本がワクチン三流国になってしまった理由①

厚生労働省と一部の研究者との閉鎖的な関係

日本のワクチン開発力は、国際競争に勝てるようなものではなく、三流国とみなされても仕方がないのが現状である。どうして、そんなことになってしまったのか。

税金が投与される研究開発は、全国に研究内容を公募し、そこから選んでいくというシステムが望ましい。しかし、公募は形式だけで、厚生労働省が一部の研究者たちと話し合って決めていく古い体質が国内に残っているようにも見える。

私は40年ほど前にHIVウイルスに対するエイズワクチンを国内で初めて開発・研究し、科学雑誌『Nature』にも論文が掲載され、タイのチュラロンコン大学との共同研究も行っていた。しかし、突然、国立感染症研究所のグループがマスコミに私の研究への批判をリークし、政府などから研究費がおりなくなって国内で研究を続けることができなくなった。しかし、翌年も私の新しい論文が『Nature』に掲載され、「日本の優秀な若手研究者の功績が日本のマスメディアなどによりつぶされた」と日本への批判を書いてくれた。

私と同じように、理不尽な処遇をされた国内の研究者も多いのではないかと思っている。日本では国立感染症研究所がトップとなって感染症の研究をするという不文律ができあがっているようだが、結局はこの50年ほど新しいワクチンをほぼ開発できていない。国立感染症研究所の60人程度の研究者がすべての感染症を研究しても、世界では呼吸器系感染症などが次々と発生していて、世界の最先端の研究には追い付いていけない。

全国96の医科大学では、感染症学を教えている。教授、准教授、助手など各大学には4〜5人の感染症の専門家がいるはずである。また、東京大学や大阪大学、長崎大学には感染症の研究施設があり、優秀な研究者が多く在籍している。このような全国の大学などの優秀な研究者にも公正な研究機会を与え、アメリカなどのように幅広い人材が活躍する場を拡大しなければ、日本はワクチン三流国を脱することはできないだろう。

日本がワクチン三流国となってしまった理由②

開発費の圧倒的少なさと場当たり的予算計上

２０２０年4月に閣議決定された２０２０年度補正予算案では、新型コロナウイルスの国産ワクチン開発支援に１００億円の予算が付いたが、国際的なワクチンの研究開発などには２１６億円が充てられている。感染症流行対策イノベーション連合（ＣＥＰＩ）など国際団体への拠出金が、国内のワクチン開発支援の2倍以上となっている。この時点でも、日本政府は国産ワクチンの開発の重要性を認識せず、ワクチンは輸入すればよいとの考え方だったのだろう。

しかし、国内の急速な感染拡大やワクチンの国際的争奪戦が予想されるようになり、ようやく第2次補正予算では、厚生労働省のワクチン開発推進事業に500億円近く。日本医療研究開発機構（AMED）が公募を実施して予算配分を行いつつある。これまで支援対象でなかった第Ⅱ相や第Ⅲ相試験も対象にした。

一方でファイザー社、モデルナ社、アストラゼネカ社のワクチンを調達する費用として6714億円が閣議決定された。しかも報道によれば、契約に当たって健康被害の責任は日本側が負うという不利な条件を丸のみしているという。

そして、2021年1月の第3次補正予算で、国内企業が大規模な臨床試験を行う際の費用を補助するために約1200億円を計上した。この頃になって、海外頼みではワクチンの供給が不安定になることが政府もようやくわかってきたようだ。しかし、長期的な展望のもとに予算が組まれたのではなく、極めて場当たり的に増加しただけのように思われる。

海外諸国では以前からワクチン開発に巨費を投じてきた。開発しても思ったような効果が出ないケースでは、それまでの費用がまったく無駄になってしまう。そういったリスクを取っても開発を続ける必要があるという国家戦略がある。また、子宮頸がんワクチンの副反応のようにマスコミの風評を極端に恐れている。この問題も毎年3000人が子宮頸がんで亡くなっていることを報じていない。

今回の新型コロナウイルスのワクチン開発では、アメリカは当初から2兆円以上の予算を確保した。中国では約15兆円の特別国債を発行して、ワクチン開発を含めた感染症対策費に充てた。開発費の桁が日本とは違うのである。

日本がワクチン三流国となってしまった理由③

最先端の研究設備BSL4の施設が1か所しかない

感染症を研究するには、実験室の中でのみ微生物を使って感染実験を行う必要がある。微生物が引き起こす感染症の重篤さによって、実験室のレベルが分けられている。レベルはＢＳＬ１～４（Biosafety Level＝バイオセーフティレベル）、あるいはＰ１～４（Physical containment＝物理的封じ込め）という指標によっている。

ＢＳＬ１は通常の実験室で、特別な設備は必要ない。

ＢＳＬ２ではインフルエンザやはしかウイルスを扱うことができ、部屋が密閉されており、廃棄物のための高圧蒸気滅菌機が必要だ。

ＢＳＬ３では治療法が確立されている結核菌や狂犬病ウイルス、鳥インフルエンザウイルスなどを扱い、厳密に密閉された実験室の前室で消毒するようになっている。室内は陰圧で、排気は高性能フィルターを通し、除菌して外へ出している。しかし、感染阻止実験はできない。

ＢＳＬ４は治療法や予防法が確立されていないエボラ出血熱やラッサ熱の原因ウイルスや今度の新型コロナウイルス感染実験などを扱う。出入口は完全密封され、吸排気は微生物を通過させないフィルターを使用。排水は１２０℃で加熱される。

日本では1981年に国立感染症研究所村山庁舎にBSL4の施設が建設されたが、地元住民の反対によって稼働しない状態が続いた。エボラ出血熱などの病原体を輸入して、実際に稼働を開始したのはずっと後のことだった。私はサルを使ったエイズワクチンのすべての研究をBSL4施設に何度か申請したが、一度も許可されなかった。マスコミに「インチキワクチン」と書かれた大変さを思い出し、多くの自費をかけ、アメリカ、中国でこの実験を行った。

また、2019年に長崎大学がBSL4の施設の建設に着工したが、やはり地元住民の反対にあった。現在のところ2021年7月に完成予定となっているが、実際に稼働できるのはいつになるのかわからない。

世界に目を向ければ、24か国で59施設以上のBSL4施設がある。私がいたハーバード大学やデューク大学にもあり、さらにパスツール研究所、NIH（アメリカ国立衛生研究所）、CDC（アメリカ疾病予防管理センター）などにもいくつかあって、新しいウイルスを次々と発見している。

日本では長い間、BSL4で扱う病原体の基礎研究ができず、日本人研究者は海外の施設で研究するしか道はなかった。しかも、2001年のアメリカの同時多発テロ以降、安全保障の面から自国の研究者以外の立ち入りを制限するようになった。したがって、BSL4の感染症の研究は日本では大きく遅れている。

BSL4の施設を作るには100~200億円かかり、維持管理費やセキュリティ対策に数億円が毎年かかる。現在、日本には全国の医科大学などに多くの感染研究者がいるが、危険な微生物の動物感染実験ができるのは、事実上、国立感染症研究所関連の人たちのみである。しかし、新型コロナウイルスのワクチンの輸入に6700億円余りがかかっていることを考えれば、施設建設は決して高いとはいえないと思う。最近、中国で3つの大きなBSL4研究施設ができた。

今回の新型コロナウイルス感染症のパンデミックによって、感染症対策の重要性、国産ワクチンの必要性を、政府も国民も理解できたのではないだろうか。そうした理解のもとで、BSL4施設を増やしていってほしいと思う。私もサルを使用したワクチン有効性の実験では、70匹ほどのサルを使い、約6億円使って中国で実験を行った。

将来は日本が以前のようにワクチン先進国となってほしい

日本では過去に血清療法を発見した北里柴三郎博士など、世界に誇れる業績を残した感染症の専門家が存在した。近年でも、大村智先生はイベルメクチンを発見されてノーベル賞を受賞され、イベルメクチンは感染症の治療薬としても使われている。しかし、現在は世界に誇れるような感染症学上の業績がほとんどないのは非常に残念である。研究費が政府によって削減され、ないがしろにされてきた結果ではないかと思う。

今回の新型コロナワクチンの開発でも、日本は大きく後れをとってしまった。しかし、「雨降って地固まる」ではないが、今後、国産ワクチンが開発スピードでも品質でも国際競争に勝てるような基盤作りをするきっかけになってほしい。私の考えでは、今までのワクチン作製法をさらにmRNAワクチンに大きく切り替えるのも大切である。旧来の方法を主とする日本のワクチンは、大幅な見直しを要する。

２０２０年10月、政府は特例でインフルエンザワクチンを65歳以上の高齢者に無料で接種すると宣言したが、開業医のところには十分な量が回ってこず、私のクリニックでは毎年打っていた患者さんも断念した。当然のことながら、希望したのに打てなかった患者さんからは非難の声が挙がった。毎年製造しているインフルエンザワクチンですら、急には増産できないのが日本の現状なのだ。ましてや新しいワクチンの製造など可能なのだろうかと危惧していた。

しかし、日本が契約したアストラゼネカ社のワクチンについて、最大９０００万回分の原液を兵庫県のＪＣＲファーマが製造し、容器への充塡など製品化は第一三共などが行うという。また、アメリカのノババックス社のワクチンは武田薬品工業が原液から製造販売まで行う予定だ。こうした製造態勢はワクチンの安定供給にプラスになり、今後の国産ワクチンの拡充をバックアップするものになるだろう。約30年前より、私は自分らの研究を発表しに世界の一流の学者が集まる学会などへ毎年出席していたが、国内からの出席者は5～6名しかいなかった。アメリカやヨーロッパ、オーストラリアなど国々の研究者がレベルの高い研究を発表していた。

今回の新型コロナウイルス感染症が終息してくれることを切に願っているが、世界中に交通網が張り巡らされている現在、また新しい病原体が世界中に拡散する可能性は高い。2年前に出した拙書『この「感染症」が人類を滅ぼす』で東京オリンピック・パラリンピックの開催が危ないと予言したとおりになっている。感染症の研究やワクチンの開発の重要性に気付いた今、それなりの予算を充て、有能な研究者に活躍の場を与え、国内の製薬会社のワクチン製造態勢を整えることで、ワクチン三流国から脱していってほしい。新しい感染症に対しても国産ワクチンをスピーディーに開発できる力を持つことが、国民の命と健康を守ることになる。そして、現在も問題になっている開発途上国へのワクチン供給にも国際的な協力をすることも可能になる。科学の力で国際貢献できる国になってほしいと心から願っている。

おわりに

新型コロナウイルス感染症が世界中で拡大して1年が経つのに、なかなか終息が見えてこない。日本でも2回目の緊急事態宣言が出て、夜8時以降の営業自粛や人が集まる行事などの中止や延期を余儀なくされている。経済的に困窮する人たちも、大勢出てきている。

こうした状況に陥ったのは、本書で述べてきたように政府および特定の専門家集団の誤った政策によるところが大きい。しかし、初動で失敗したとはいえ、今からでも遅くはない。「三密」を避け、外出時などではマスクを着用し、PCR検査キットなどによる抗原検査などで感染者を早く見つけて隔離するという基本対策を行いながら、ワクチンをできるだけ早く、できるだけ多くの人が接種することで集団免疫を獲得すれば、終息への道が見えてくるはずだ。

一人でも多くの人がワクチンについて正しい知識を持ち、積極的にワクチンを受ければ、新型コロナウイルス感染症を抑え込むことができるのではないかと期待している。本書がその役に立てれば嬉しく思う。

また、一般の人たちにとってＢＣＧやインフルエンザワクチンなど馴染みがありながら、ワクチンについては関心があまりなかったのではないだろうか。新型コロナウイルス感染症のパンデミックが起きたことは残念ではあるが、こうした非常事態をきっかけに、本書を通して多くの人たちにワクチンについて知っていただくことも、意義があることではないかと考える。

本書では、ワクチンの基本的な知識のほかに、ようやく日本で接種が行われる新しいタイプのワクチンについて、ｍＲＮＡワクチンを中心に詳しく紹介した。本書を読んでワクチンの基本を理解し、新しいタイプのワクチンについても知っていただけたら幸いである。

最後に本書執筆を手伝っていただいた森あゆみ氏、松木絵里氏および横浜市立大学微生物学・島田勝准教授、さらに東京歯科大学名誉教授・奥田克爾氏に感謝します。

著者記す

参考文献

1 『新型ワクチン』（奥田研爾、創英社；2017）

2 『この「感染症」が人類を滅ぼす』（奥田研爾、幻冬舎；2019）

3 『新型コロナウイルス終息へのシナリオ』（奥田研爾、主婦の友社；2020）

4 『性感染症から子どもを守るために大切なこと』（奥田研爾、現代書林；2020）

5 『モノクローナル抗体の作製法』（奥田研爾編、菜根出版；1986）

6 『新型コロナ7つの謎』（宮坂昌之、講談社；2020）

7 『微生物学　モダン・ナース・シリーズ』（奥田研爾ほか、培風館；1995）

8 Ura T. Okuda K. et al.（2021） New vaccine production platforms used in developing SARS-CoV-2 vaccine candidates. Vaccine, 39, 2, 197-201.

9 OKuda K. et al.（2014）Recent Developments in Preclinical DNA Vaccination, Vaccine 2（1), 89-106.（総説）

10 Okuda K. et al.（1974）The NBT test in Behcet's syndrome. N Engl J Med. 290. 915-6.

11 Okuda K. et al.（1977）The role of gene products of the I-J subregion in mixed lymphocyte reactions. J Exp Med. 146, 1561-73.（主要組織適合抗原）

12 Okuda K. et al.（1979）Genetic control of immune response to sperm whale myoglobin in mice. Ⅱ. T lymphocyte proliferative response to the synthetic antigenic sites. J Immunol. 123, 182-8.（ペプチドの抗原性）

13 Okuda K. Minami M. et al.（1981）Hapten-specific T cell responses to 4-hydroxyl-3-nitrophenyl

acetyl. XI pseudogenetic restrictions of hybridoma suppressor factors. J Exp Med, 154. 468-79.

14 Minami M. Okuda K. et al.（1982）H-2K-H-21-and H-2D-restricted hybridoma-contact sensitivity effector Ⅱ cells. Nature, 297, 231-3.（MHC抗原の認識）

15 Sherr DH. Okuda K. et al.（1983）Analysis of T cell hybridomas. Ⅲ . Distinctions between two types of hapten-specific suppressor factors that affect plaque-forming cell responses. J Exp Med, 157, 515-29.（MHC抗原の認識）

16 Okuda K. Fukushima J. et al.（1997）DNA vaccination followed by macromolecular multicomponent peptide vaccination against HIV-1 induces strong antigen-specific immunity. Vaccine, 15, 1049-56.（ペプチドワクチン：以下「V」と略す）

17 Bukawa H. Okuda K. et al.（1995）Neutralization of HIV-I by secretory IgA induced by oral immunization with a new macromolecular multicomponent peptide vaccine candidate. Nat Med, 1, 681-5.（ペプチド V）

18 Okuda K. et al.（1995）Induction of potent humoral and cell-mediated immune responses following direct injection of DNA encoding the HIV type 1 env and rev gene products. AIDS Res Hum Retroviruses, 11, 933-43.（DNA V）

19 Sasaki S. Okuda K. et al.（1998）Comparison of intranasa1 and intramuscular immunization against human immunodeficiency virus type 1 with a DNA-monophosphory1 lipid A adjuvant vaccine. Infect Immun, 66, 823-6.（アジュバント）

20 Okada E. Okada K. et al.（1997）Intranasal immunization of a DNA vaccine with IL-12-and granulocyte-macrophage colony-stimulating factor（GM-CSF）-expressing plasmids in liposomes

induces strong mucosal and cell-mediated immune responses against HIV-1 antigens. J Immunol. 159, 3638-47.（経鼻投与,ペプチド V）

21 Tsuji T. Okuda K. et al.（1997）Enhancement of cell-mediated immunity against HIV-1 induced by coinnoculation of plasmid-encoded HIV-1 antigen with plasmid expressing IL-12, J Immunol, 158, 4008-13.（サイトカイン,アジュバント）

22 Takeshita F. Okuda K. et al.（2006）Toll-like receptor adaptor molecules enhance DNA-raised adaptive immune responses against influenza and tumors through activation of innate immunity. J Virol, 80, 6218-24.（自然免疫）

23 Someya K. Okuda K. et al.（2004）A consecutive prime-boost vaccination of mice with simian immunodeficiency virus（SIV）gag/pol DNA and recombinant vaccinia virus DIs elicits effective anti-SIV immunity. J Virol, 78. 9842-53.（DNA V ＋ ウイルス V）

24 Sasaki S. Okuda K. et al.（1998）Induction of systemic and mucosal immune responses to human immunodeficiency virus type 1 by a DNA vaccine formulated with QS-21 saponin adjuvant via intramuscular and intranasal routes. J Virol, 72, 4931-9.（経鼻免疫,アジュバント）

25 Katalin K. et al.（2005）Suppression of RNA recognition by Toll-like receptors : the impact of nucleoside modification and the evolutionary origin of RNA. Immunity ; 23（2）:165-75.（RNA V強化）

26 Andries O. et al.（2015）N（1）-methylpseudouridine-incorporated mRNA outperforms pseudouridine-incorporated mRNA by providing enhanced protein expression and reduced immunogenicity in mammalian cell lines and mice. Control Release. 10;217,337-41.（mRNA）

27 Stepinski J. et al.（2001）SARS-CoV-2 mRNA vaccine design enabled by prototype pathogen

preparedness. RNA Oct；7（10）：1486-95.（mRNAの分離防止）

28 Corbett KS. et al.（2020）SARS-CoV-2 mRNA vaccine design enabled by prototype pathogen preparedness. Nature. Oct；586（7830）：567-71.（mRNA V）

29 Hadjadj J. et al.（2020）Impaired type Ⅰ interferon activity and inflammatony responses in severe COVID-19 patients. Science, 369（6504）：718-24.（インターフェロンとコロナ感染）

30 Broggi A. et al.（2020）Type Ⅲ interferons disrupt the lung epithelial barrier upon viral recognition. Science. 369（6504）：706-12.（インターフェロン活性とコロナ感染）

31 Thanh T.L.（2020）The COVID-19 vaccine deveropement landscape.Nature Rev.19（5）：305-6.（総説）

32 Zhu N. et al.（2020）A novel coronavirus from patients with pneumonia in China. N Engl J Med, 382:727.22019.（中国のコロナウイルス報告）

33 Addetia A. et al.（2020）Neutralizing antibodies corre1ate with protection from SARS-COV-2 in humans during a fishery vessel outbreak with high attack rate. J, Clin, Micro. //co.org/10.1128/JCM,O2107-20.（中和抗体と予防効果）

34 Draft Landscape of COVID-19 Candidate Vaccines. https://www.who.int/publications/m/item/draft-landscape-o-covid-19-candidate-vaccines（WHO, accessed26 September）（2020）.（DNA V）

35 Gao Q. et al.（2020）Development of an inactivated for SARS-CoV-2. Science 369：77-81.（総説）

36 飯笹 久（2020）ｍＲＮＡワクチン：新型コロナウイルス感染を抑える切り札となるか？ https://www.rmaj.org/component/k2/item/855-iizasa-2.（mRNA V改良法進歩の総説）

37 Keech C. et al.（2020）Phase1-2 trial of a SARS-CoV-2 recombinant spike protein nanoparticle vaccine N, Engl. J Med.383（24）; 2320-32.（Sタンパク V）

38 Krammer F.（2020）SARS-CoV-2 vaccines in development Nature, 586, 516-27.（コロナ開発 V）

39 Vogel A.B. et al.（2020）Self-amplifying RNA vaccines give equivalent protection against Influenza to mRNA vaccines but at much lower doses,Mol.Ther.26.446-55.（インフルエンザで初のmRNA V）

40 Zhu F.C. et al.（2020）Safety, colerability and immunogenicity of a recombinant adenovirus type-5 vectored COVID-19 vaccine : a dose escalation open-label non-randomised first-in-human trial. Lancet 395, 1845-54.（Ad5 V）

41 Laozkó D. et al.（2020）A single immunization with nucleoside-modified mRNA vaccines elcits atrong cellular and humoral immune responses against SARS-CoV2 in nice. immunity https://doi.org/10.1016/j.immunl 2020.07.019 .（mRNA V）

42 Corbett K.S. et al.（2020）Evaluation of the mRNA-1273 vaccine against SARS-CoV2 in nonhuman prirates, N, Engl. J. Med, https://doi.org/10.1056/NEJMoa2024671.（mRNA V）

43 Jacson L.A. et al.（2020）An mRNA vaccine against SARS-CoV2-pretiminary report. N. Engl,J. Med. https://doi.org/10.1056/NEJMoa20222463.（モデルナ社 V）

44 Xia S. et al.（2020）Effect of an inactivated vaccine against SARS-CoV-2 on safety and immunogenicity outcomes: interimanalysis of 2 randomized clinical trials. JAMA,324（10）: 951-60.（中国シノファーム社 V）

45 Walsn E.E. et al.（2020）RNA-based COVID-19 vaccine 8NT162b2 selected for a pivotal

efficacy study, Preprint at https://doi.org/10.1101/2020.08.17.20176651.（ファイザー社V）

46 Folegatti P.M. et al.（2020）Safety and immunogenicity of the ChAdOx1 nCov-19 vaccine against SARS-CoV-2 : a preliminary report of a phase 1/2, single-blind, randomised controlled trial. Lancet 396, 467-78.（アストラゼネカ社V）

47 Vdysey M. et al.（2020）Safty and efficacy of the ChAdOx1 nCov-19 vaccine（AZD1222）against SARS-CoV-2 : an interim analysis of four randomised controlled trials in Brazil, South Africa. and UK. Lancet. 397, 10269, 99-111.（アストラゼネカ社V）

48 Baden L.R. et at.（2021）Efficacy and safety of the mRNA-1273 SARS-CoV-2 vaccine. N Eng. J. Med. 384（5）403-16.（モデルナ社V）

49 Fernando P. Polack M.D.（2020）Safty and efficacy of the BNT162b2 mRNA Covid-19 Vaccine. N Eng. J. Med. 383 ; 2603-15.（ファイザー社V）

50 Richmond P. et al.（2021）Safety and immunogenicity of S-trimer（SCB-2019）,a protein subunit vaccine candidate for COVID-19 in healthy adults : a phases 1, randomised, double-blind, Lancet. 397, 10275 , 682-94.（ノババックス社V）

51 Zhang Y.（2021）Safety tolerability and immunogenicity of an inactivated SARS-Cov-2 vaccine in healthy adults aged18-59 years : a randomised, double-blind, placebo-controlled, phase 1/2 clinical trial. Lancet. 21, 2 ; 181-92.（中国カンシノ社V）

52 Mercado N B. et al.（2020）Single-shot Ad26 vaccine protects against SARS-CoV-2 in rhesus macaques, Nature https://doi.org/10.1038/s41586-020-2607-2. （ジョンソン &ジョンソン V）

53 Makoni M.（2021）South Africa to new SARS-CoV-2 variant. Lancet, vol. 397, issue 10271.267.

（変異ウイルス）

54 Major J. et al.（2020）Type I and III interferons disrupt lung epithelial repair during recovery from viral infection. Science 07 Aug : vol. 369, issue 6504, p. 712-17.（インターフェロンの働き）

55 Wang N. et al.（2020）Retrospective multicenter cohort study shows early interferon therapy is associated with favorable clinical responses in COVID-19 patients. Cell. 28(3)：455-64.（初期インターフェロン療法）

56 Daniel Blanco-M. et al.（2020）Imbalanced host response to SARS-CoV-2 drives development of COVID-19. Cell vol. 181, issue 5, p. 1036-45, e9.（ウイルス行動及び宿主応答）

57 Matthias T. et al.（2020）Structural basis for translational shutdown and immune evasion by the Nsp1 protein of SARS-CoV-2. Science 04 Sep : vol 369, issue 6508, pp. 1249-55.（タンパク質合成）

58 Mariana C.C, et al.（2021）Maintaining safety with SARS-CoV-2 vaccines. New Eng. J. Med. 384 ; 643-9.（mRNA V）

59 Lougunov D. et al.（2021）Sputnik V COVID-19 vaccine candidate appears safe and effective. Lancet, 397, 642-3.（ロシア製 V）

新型《しんがた》コロナワクチンを打《う》つ前《まえ》に知《し》ってほしい大切《たいせつ》なこと

2021年5月21日　初版第1刷

著　者……………………　奥田研爾《おくだけんじ》

発行者……………………　松島一樹

発行所……………………　現代書林

……………………………　〒162-0053　東京都新宿区原町3-61　桂ビル

……………………………　TEL／代表 03(3205)8384

……………………………　振替／00140-7-42905

……………………………　http://www.gendaishorin.co.jp/

ブックデザイン…………　吉崎広明（ベルソグラフィック）

カバー・帯・扉写真……　omergenc/shutterstock

イラスト…………………　栗田真里子

編集協力…………………　有限会社　桃青社

印刷・製本：(株) シナノパブリッシングプレス

乱丁・落丁本はお取り替えいたします

定価はカバーに表示してあります

ISBN978-4-7745-1895-4 C0047